Orlando Castejón

Perfil de una Investigadora en Neurociencias Básicas y Clínicas

Orlando Castejón

Perfil de una Investigadora en Neurociencias Básicas y Clínicas

Estudio Histoquímico de los Proteoglicano y La Desnutrición Infantil

Editorial Académica Española

Imprint
Any brand names and product names mentioned in this book are subject to trademark, brand or patent protection and are trademarks or registered trademarks of their respective holders. The use of brand names, product names, common names, trade names, product descriptions etc. even without a particular marking in this work is in no way to be construed to mean that such names may be regarded as unrestricted in respect of trademark and brand protection legislation and could thus be used by anyone.

Cover image: www.ingimage.com

Publisher:
Editorial Académica Española
is a trademark of
Dodo Books Indian Ocean Ltd. and OmniScriptum S.R.L publishing group

120 High Road, East Finchley, London, N2 9ED, United Kingdom
Str. Armeneasca 28/1, office 1, Chisinau MD-2012, Republic of Moldova, Europe
Printed at: see last page
ISBN: 978-613-9-40446-9

Dra. Haydée Viloria de Castejón. Perfil de una Investigadora en Biomedicina

Orlando J. Castejón

Prefacio

Esta monografía académica de la Dra. Haydée Viloria de Castejón contiene su grupo familiar, organización académica, actividades, de investigación, formación de personal técnico y científico, participación en la organización de unidades, centros e institutos y consejos de investigación, organización de congresos nacionales e internacionales, viajes académicos, participación en la investigación básica y clínica de las neurociencias. Se incluye además la opinión de sus familiares y profesionales que contribuyeron y admiran su obra científica.

Dedicatoria

A sus hermanos:

Mará Elena Viloria de Alvarado, Nelly Viloria Ocando, Luis Viloria, Jesús Viloria, Gladys Viloria Ocando, Elsa Viloria de Silva, Yolanda Viloria de Litwinenko.

A sus compañeros de trabajo: Jorimar Leal, Pablo Ortega, María Elena Viloria de Alvarado.

A sus amigas Thais Urdaneta de Prado y Dora Freites.

Contenido

Capítulo I

La Familia Viloria Ocando

Los padres de la Doctora Haydée Viloria Ocando residenciados en Maracaibo. Venezuela (1961)

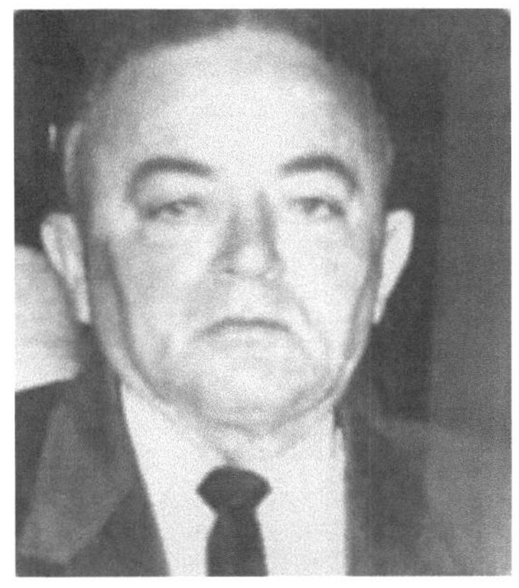

Señor Luis Viloria

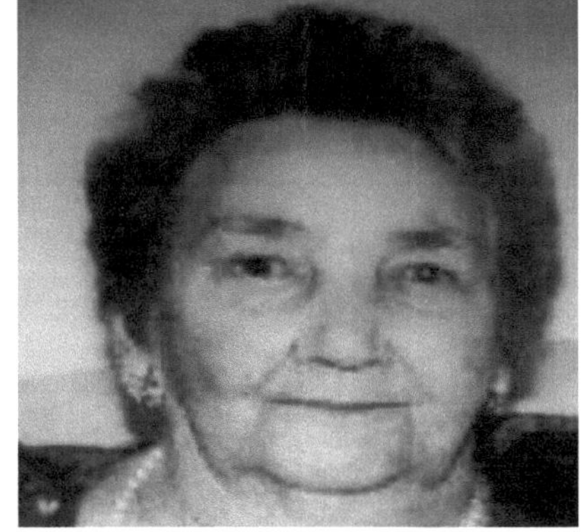

Sra Julia Ocando de Viloria

La Familia Viloria Ocando estaba constituida por sus hijos Haydée Viloria Ocando, Luis Viloria Ocando, Nelly Viloria Ocando, Mario Viloria Ocando, Maria Elena Viloria Ocando, Yolanda Viloria Ocando, Mario Viloria Ocando, Jesus Viloria Ocando 1y Luis Ramón Viloria.

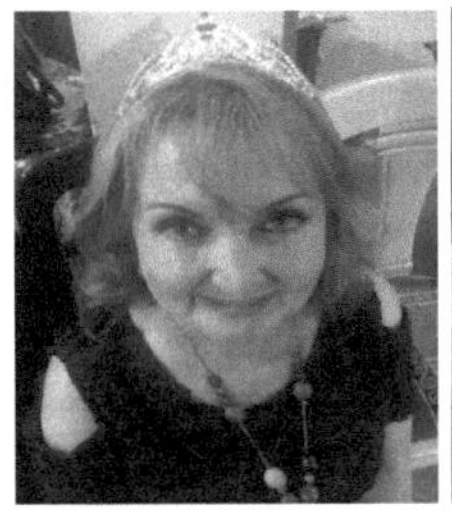 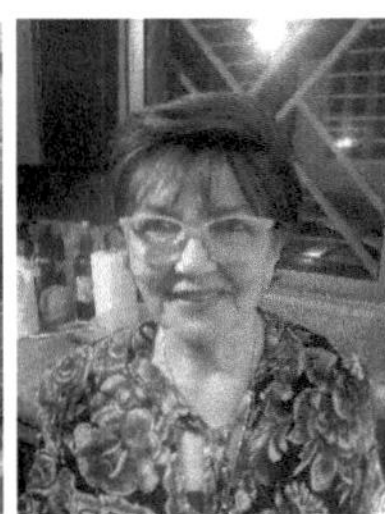 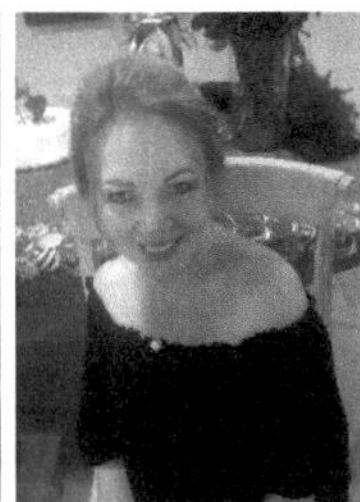 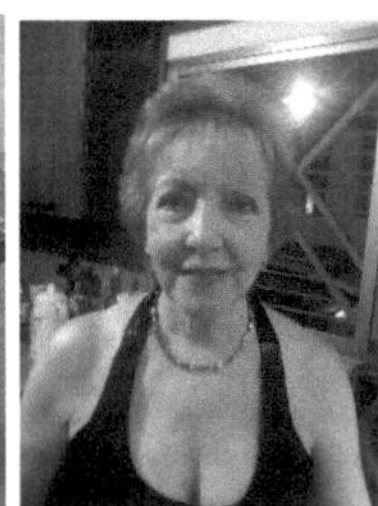

Capítulo II

Educación Primaria, Secundaria y Universitaria

Haydée Viloria Ocando realizó sus estudios de primaria y secundaria en el Colegio Nuestra señora del Pilar entre los años 1946 y 1956.

Ingresa a la Facultad de Medicina de la Universidad del Zulia en el año 1956 y obtiene su título de Medico- Cirujano en 1961

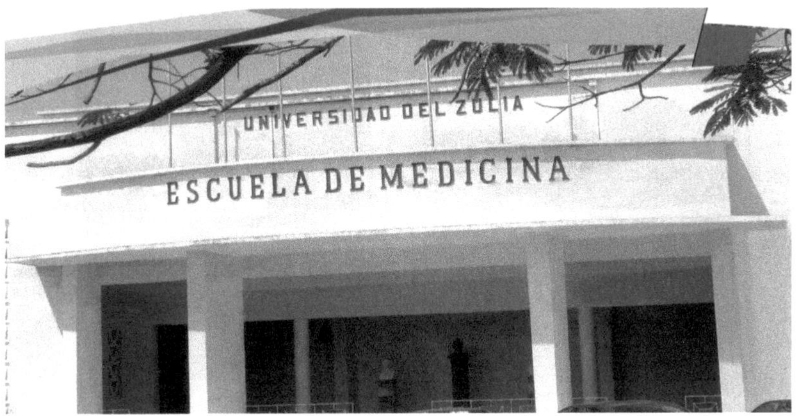

Graduación de Médico Cirujano (1962).

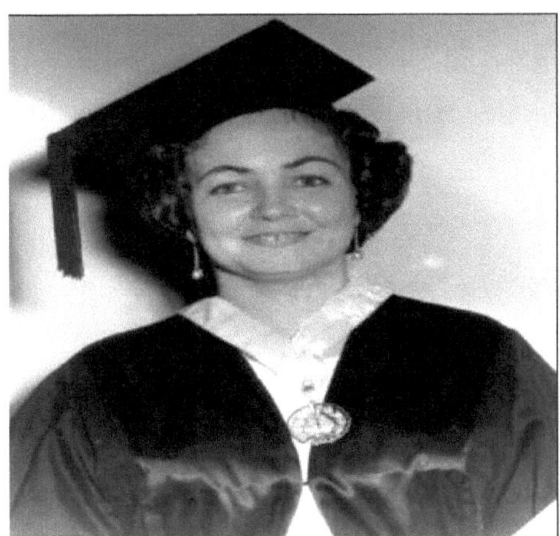

Capitulo III

Preparadora de la Cátedra de Histología y Embriología

En el año 1964, después de haber cursado el primer año de medicina, fue designada Preparadora del Laboratorio de Histología y Embriología de la Facultad de Medicina bajo la dirección del Dr. Franz Wenger, notable patólogo alemán.

Inicio en la investigación biomédica

En 1958, el Dr. Américo Negrette, Profesor de Semiología Neurológica en el Hospital Central Dr. Urquinaona, la inició en los principios de la investigación médica junto un grupo de estudiantes de medicina, entre los cuales figuraban Elena y Slavia Ryder, Dora Freites, Jesús Rubio, Orlando Castejón y los Profesores Gabriel Díaz Sulbaran y Heberto Quintana Márquez

Fue el inicio emotivo y feliz en la investigación microscópica. El Dr. Negrette, como así le llamábamos familiarmente, un Profesor especialmente carismático, notable escritor y delicado pintor, se había distinguido por sus estudios clínicos en Encefalitis Equina venezolana y en la Corea de Hutington 2durante su gestión como Médico Rural en San Francisco, Maracaibo, Estado Zulia, tuvo la idea primigenia, el don de persuasión y el sutil convencimiento para lograr agrupar en aquellos años, 1958 y 1959, a un grupo de estudiantes, que hoy puede considerárseles los precursores de la investigación biomédica en la Facultad de Medicina de la Universidad del Zulia

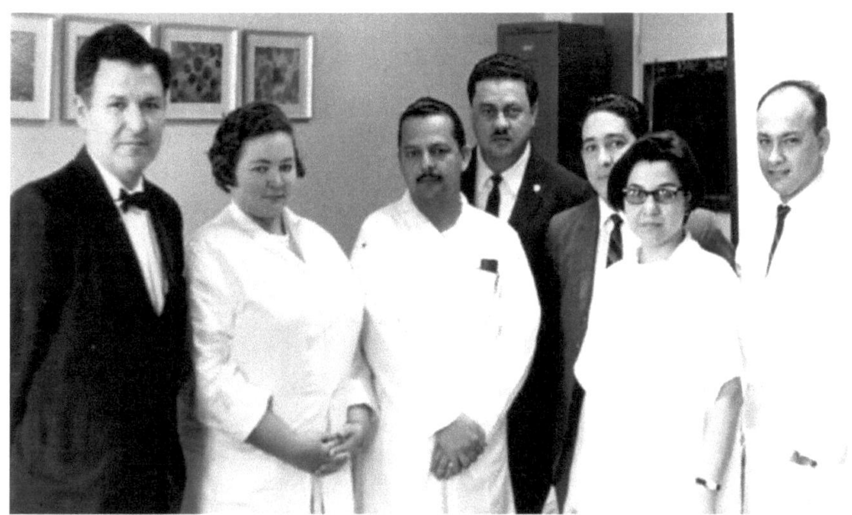

La Dra. Castejón en compaña del Dr. Américo Negrette,y los <u>Drs Castejón, Tyder, Soto e invitados nacionales.</u>

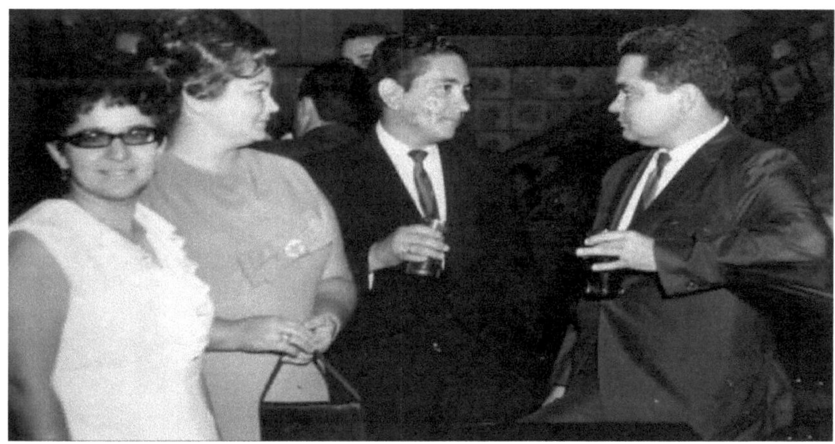

Los Dres. Castejón acompañados de los Drs. Elena Ryder y Luis Viloria Ocando.

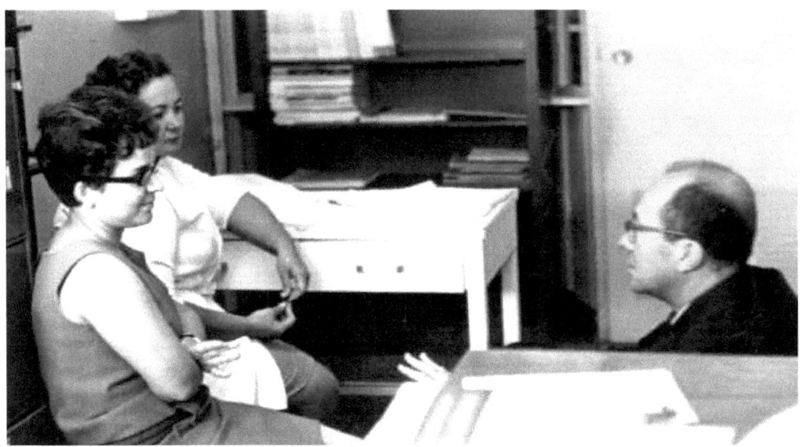

La Dra Castejón y la Dea Elena vonersando con el Dr. Guillermo
Whitembury invesigador del IVIC y especialista en investigación renal.
(1962)

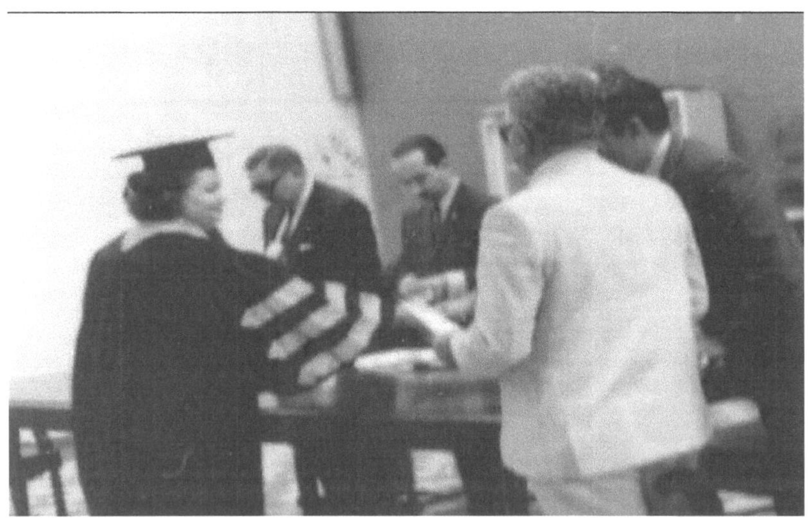

Recibiendo su titulo de Doctor Ciencias Medicas de las Autoridades
Universitarias Dr José Manuel Delgado Ocando , Rector y Regulo Pachano
Añez (Vicerector Académico). (1970).

Mostrando sus hallazgos histoquímicos en la Unidad de investigaciones biológicas (1973).

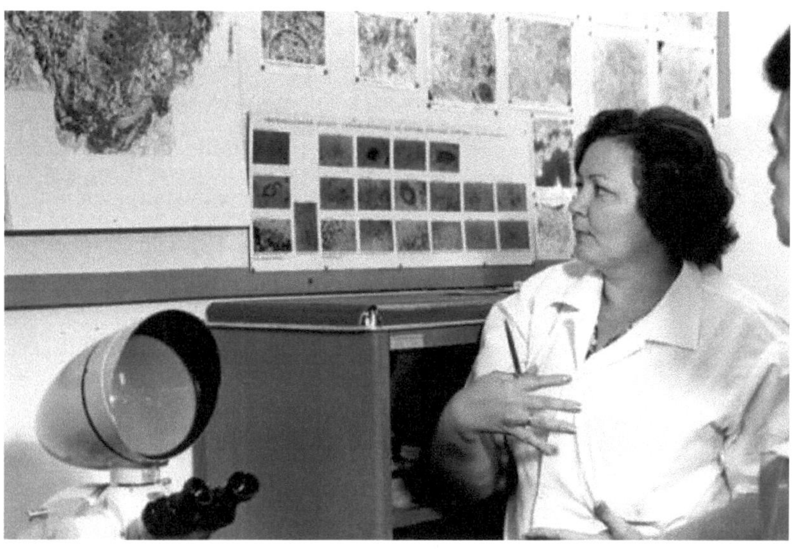

Recibiendo la Orden Jesús Enrique Lossada impuesta por el Rector de LUZ Ing. José Ferrer. (1989).

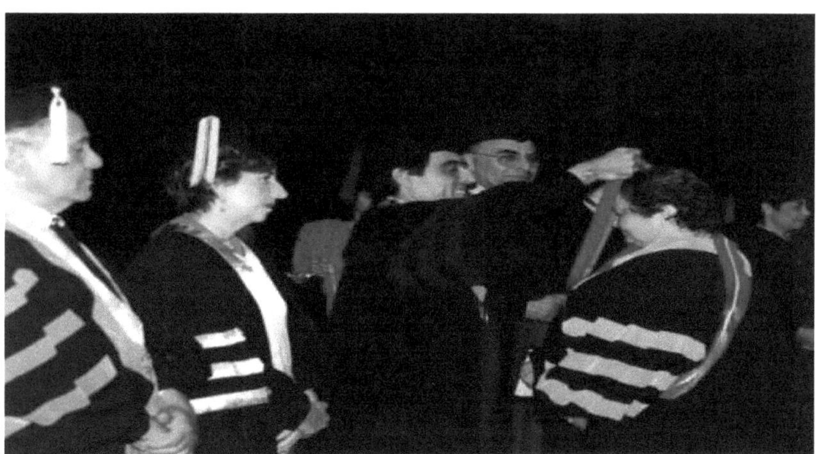

Capítulo IV

Estudios de postgrado en el Instituto Venezolano de Investigaciones Científica (IVIC). Altos de Pipe. Estado Miranda

Al Dr. Marcel Roche y a su siempre distinguida amistad y solidaridad con el Dr. Américo Negrette debemos esta excepcional oportunidad de formación científica en el país de investigadores jóvenes, especialmente para el Instituto de Investigaciones Clínicas de Facultad de Medicina de la Universidad del Zulia.

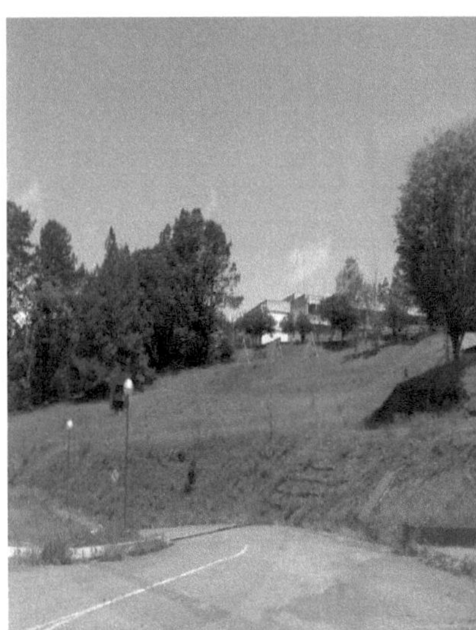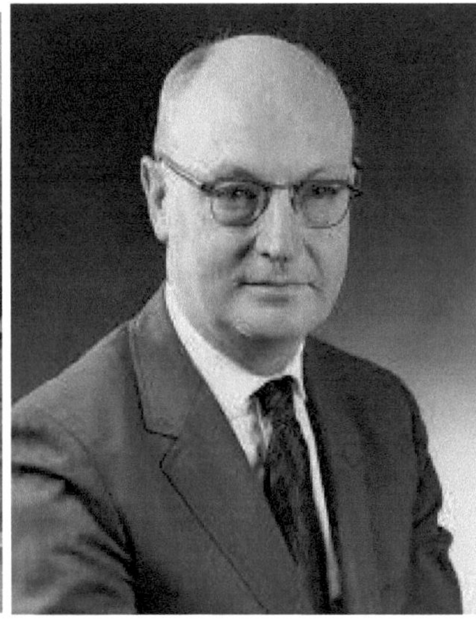

Foto IVIC. Altos de Pipe. Estado Miranda, Dr. Marcel Roche, Director del IVIC.

El Dr. Marcel Roche era un destacado investigador en parasitosis infantil, proveniente de la Fundación Roche, institución que alojaba a los más distinguidos investigadores de la época.

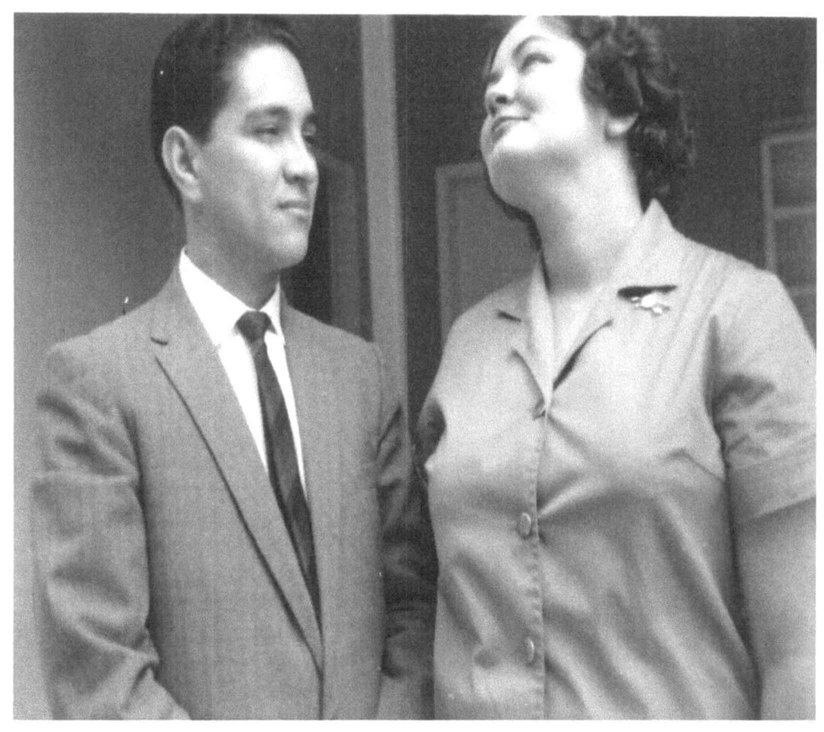

Los Drs. Haydée Viloria de Castejón y Orlando Castejón, Estudiantes Graduados del IVIC (1963)

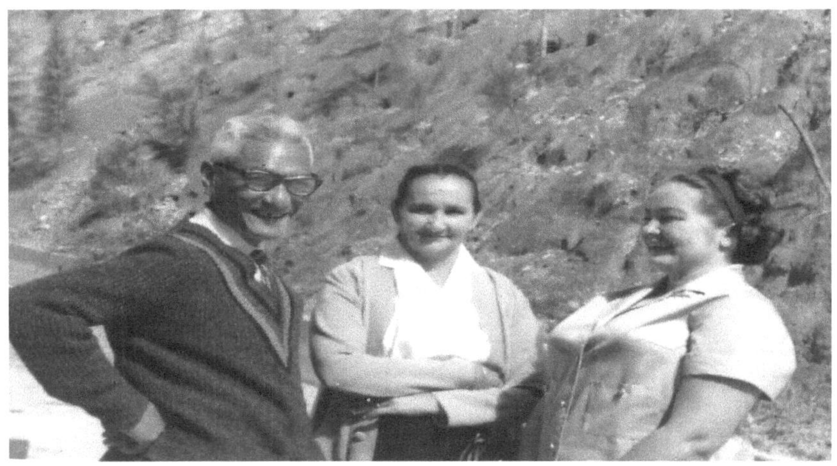

Nuestros acompañantes en la Casa 4 del IVIC, mi Padre Clemente Castejón, Doña Julia Viloria Ocando y Haydée Viloria Ocando, de quienes recibimos compañía y apoyo moral en nuestros estudios de postgrado, por vez primera fuera de Maracaibo. (1963).

La Dra. Haydée Viloria de Castejón y su entrenamiento de postgrado en el Laboratorio de Patología Experimental dirigido por el Dr. Luis Carbonell (1975) durante los años 1962 y 1963

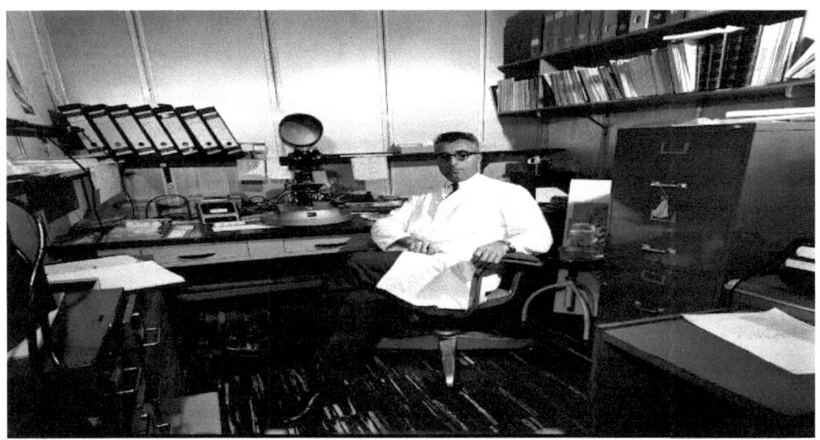

El Dr. Luis Carbonell, Jefe del Laboratorio de Patología Experimental del IVIC. (1972

El Postgrado de Fellowship en Neurociencias, Histoquímica y Citoquímica en la Universidad de California. Los Ángeles (UCLA).

En Enero del 1962, viajé junto con mi Esposa la Dra Haydee Vitoria de Castejón y mi primera hija Orlhay Beatriz, como becarios de postgrado del IVIC y de la Universidad del Zulia para continuar nuestros estudios en la Universidad de California en calidad de Fellows en Microscopía Electrónica, Histoquímica y Citoquímica. Habíamos viajado a Los Ángeles en compañía de Evangela Castejón, nuestra prima hermana y compañera de siempre, quien cuidaba en forma abnegada y constante a Orlhay Beatriz. En Los Ángeles llegamos a la casa de mi hermana Nelly en Hawthorne, y allí permanecimos por varios meses hasta nuestra mudanza a un apartamento en Culver City, una zona más próxima a la Universidad de California en Los Ángeles (UCLA).

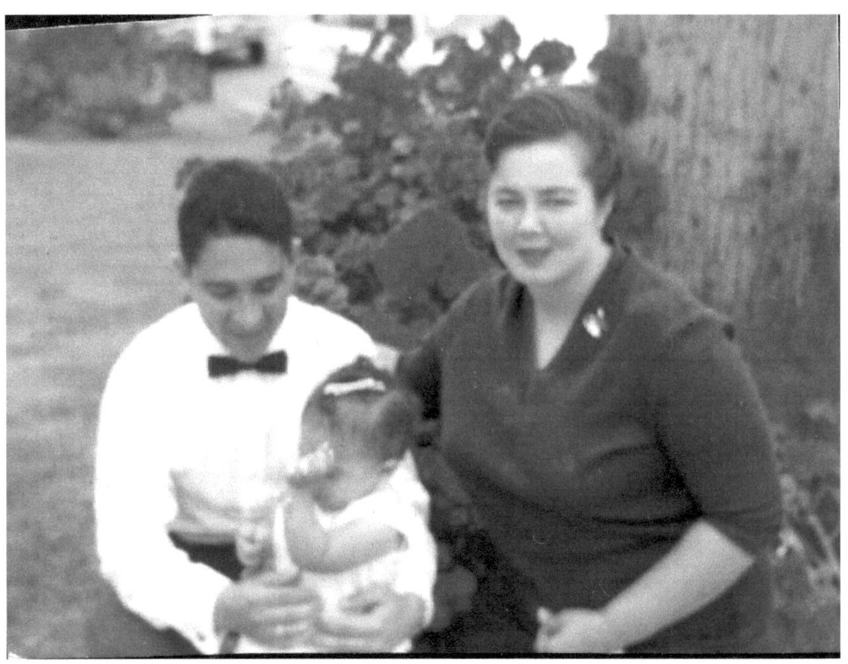

Los Drs. Castejón y su pequeña hija Orlhay Beatriz en Los Ángeles (1964).

En febrero de 1964, iniciamos formalmente nuestros estudios de microscopia electrónica, biología celular y ultraestructura de la retina de los vertebrados en el Departamento de Zoología de la Universidad de California Los Ángeles (UCLA), hoy transformado en Instituto de Biología Molecular, Los Ángeles (UCLA), bajo la dirección del Profesor Fritiof Sjostrand, distinguido investigador, procedente del Instituto Karolinska de Estocolmo, y pionero junto con Humberto Fernández Morán, de la microscopía electrónica de transmisión en el mundo. El Profesor Sjostrand estaba acompañado por un grupo de investigadores, entre los cuales se destacaban Ulf Karlsson,

Lars Elfvin y Birguita Peterson, con quienes trabajaba directamente fijando por perfusión intravascular el cerebro de monos Rhesus para estudiar la retina. La Dra. Castejón fue luego ubicada en el Laboratorio de Histoquímica del Dr. Jan Brown ubicado en el Instituto de Investigaciones Cerebrales de la Universidad de California.

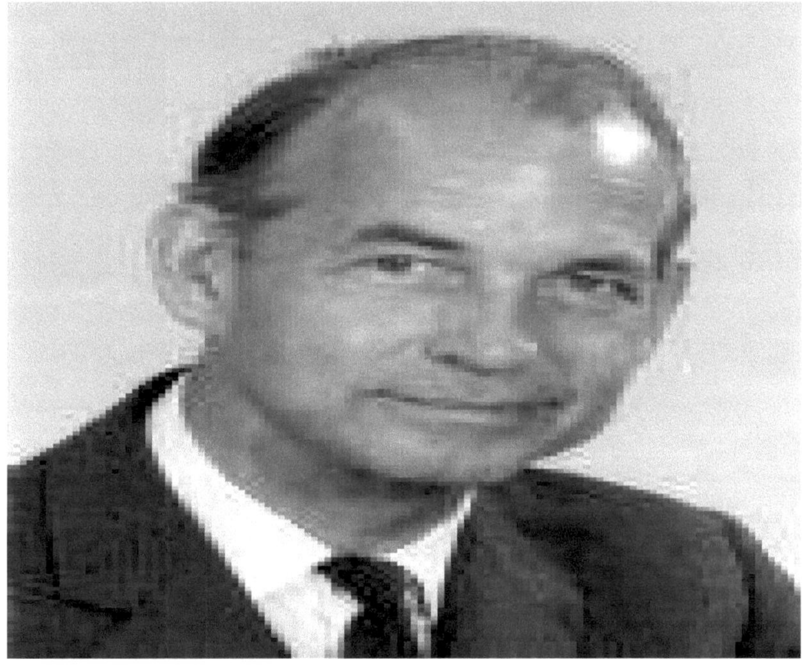

Profesor Fritiof Sjöstrand, Investigador del Instituto Karolinska de Estocolmo e Investigador del Departamento de Zoología de la Universidad de California.

Capitulo V

El regreso a Venezuela y su incorporación al Centro de investigaciones Clínicas de la Facultad de Medicina de la Universidad del Zulia (1964)

Regresamos a Venezuela a finales del año 1963 para reintegrarnos y trabajar como profesores contratados en el Centro de investigaciones Clínicas dirigido por el Dr. Américo Negrette.

Bajo el Decanato del Dr. Enrique Molina se había adquirido un microscopio electrónico Siemens, y una vez instalado en el sótano del Hospital Universitario, se nos solicitó el regreso a Maracaibo. Fue realmente un regreso muy prematuro, pero atendíamos a la solicitud del Dr. Enrique Molina y del Dr. Amétrico Negrette.

Terminaba así una etapa de formación académica y debíamos asumir nuestro compromiso contractual con la Universidad del Zulia. El profesor Sjöstrand nos ofreció continuar nuestro trabajo en su Departamento, pero sentíamos que nuestro destino era la Facultad de Medicina de la Universidad del Zulia. Habíamos aprendido en las lecturas cotidianas de las monografías de Don Santiago Ramon y Cajal que lo más importante para un científico era su espíritu patriótico. De otra manera la vida americana no nos ofrecía el atractivo y la estabilidad para nuestro destino.

El Dr. Américo Negrete era no solamente su maestro, sino también nuestro compadre, pues era el padrino de bautizo junto con su esposa Beatriz de nuestra hija Orlhay Beatriz. Hoy pienso que esta decisión de regresar al país fue acertada y que nos permitió colaborar en la fundación de la investigación biomédica en la Universidad del Zulia, especialmente en la Facultad de Medicina.

Constituimos en el Centro de Investigación Clínica posteriormente transformado en Instituto de Investigaciones Clínicas un equipo de trabajo que cooperó con el resto de los Miembros del Instituto durante ocho. En esta institución la Dra. Haydée Viloria de Castejón fundó la Sección de Histoquímica y Citoquímica (1964) e Inició su trabajo entrenando a las Técnicas de Laboratorio Digna Peña y Neila Bohórquez, y estableciendo sus líneas de investigación en el estudio histoquímico de los proteoglicanos en el microscopio óptico y electrónico del cerebelo de ratón.

Realizó sus primeras publicaciones en la Revista Investigación Clínica, la Revista del Instituto de Investigaciones fundada por el Dr. Americo Negrette.

En esta Institución tuvimos como compañeros de trabajo al Laboratorista Gabriel Sulbaran Solís, al Internista Hernán Feréira, a nuestras compañeras de estudios de medicina y de postgrado en el IVIC, las Dras. Elena y Slavia Ryder y al Dr. Armando Soto Escalona.

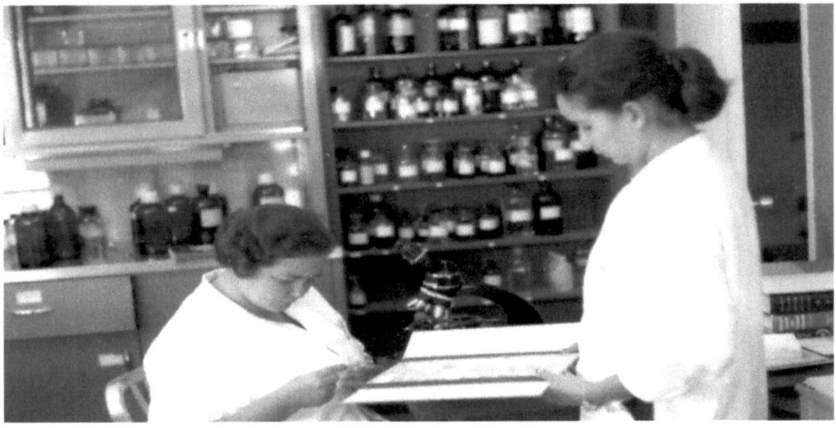

La Dra. Haydée Viloria de Castejón y Digna de Bohórquez en el Laboratorio de Histoquímica en el Instituto de Investigaciones Clínicas. (1965). La

Técnica de Histoquímica Digna Bohórquez fue entrenada por la Dra. Castejón. El inicio en la investigación en el Centro de Investigaciones Clínicas en Maracaibo. Venezuela ubicado en el tercer piso del Hospital Universitario

Dr. Américo Negrette Director del Centro de Investigaciones Clínicas en la sede del Hospital Universitario de Maracaibo (1965)

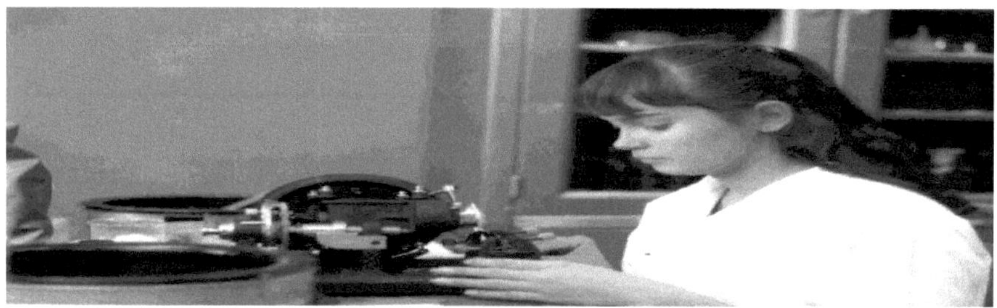

Neila Bohórquez. Técnica de Histoquímica fue entrenadas para realizar microtomía para cortes gruesos de parafina de secciones de cerebelo de ratón para tinciones con Azul Alcián.

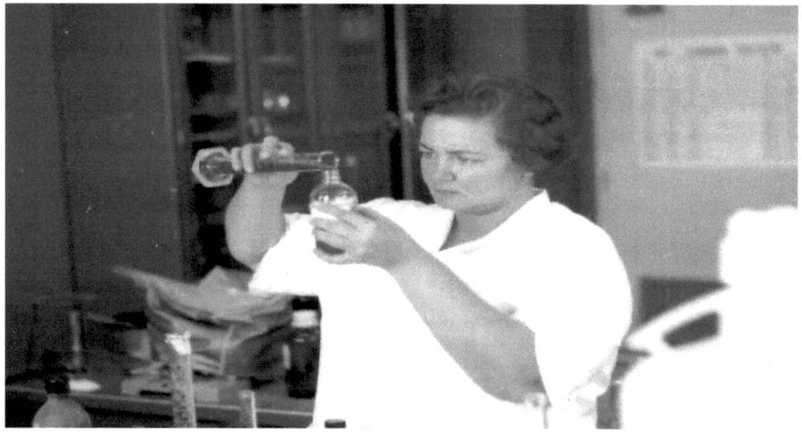

La Dra. Haydée Viloria de Castejón en el Laboratorio de Histoquímica en el Instituto de Investigaciones Clínicas preparando tinciones de Azul Alcián para la determinación de mucopolisacáridos ácidos en el sistema nervioso de ratón (1965).

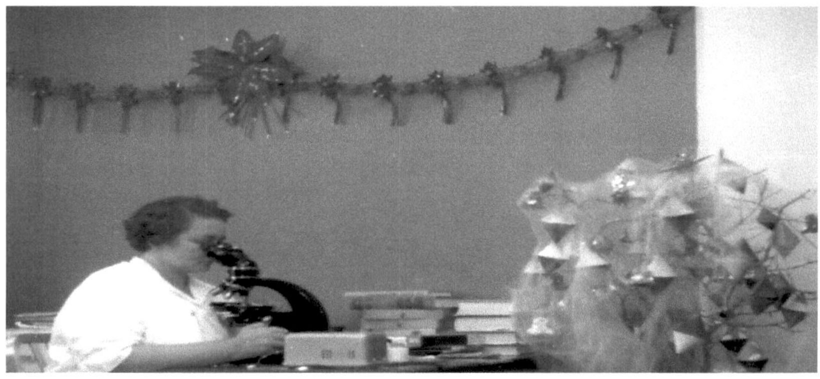

La Dra. Haydée Viloria de Castejón observando al microscopio óptico preparaciones de histoquímica de mucopolisacáridos ácidos en el cerebelo de ratón.

Habíamos ingresado por concurso a la Universidad del Zulia como profesores contratados, y en esta situación permanecimos por tres años, hasta nuestro ingreso como profesores ordinarios después de presentar un concurso de oposición.

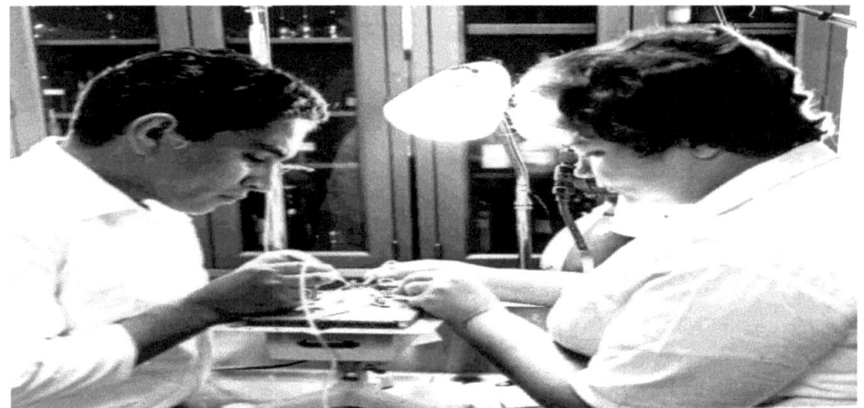

Los Dres. Castejón realizando una perfusión intravascular de cerebro de ratón albino suizo con solución de glutaraldehído para microscopía electrónica de transmisión.

En el Instituto se realizaban Seminarios mensuales sobre los programas de investigación dirigidos por el Dr. Américo Negrette.

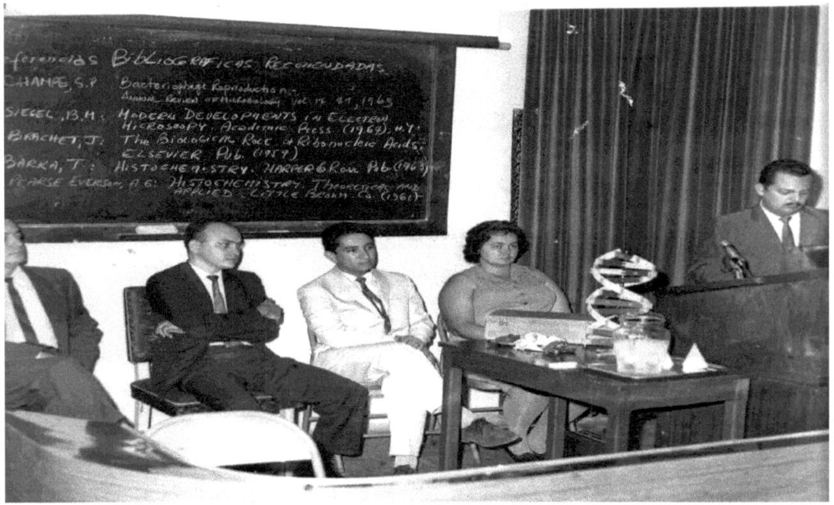

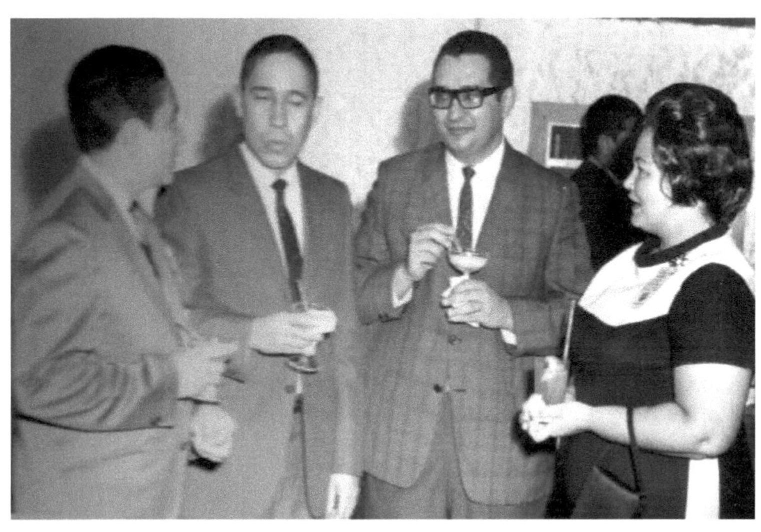

Los Dres. Castejón conversando con los Profesores Gilberto Olivares
y José Ramón Guzmán asistentes al Seminario

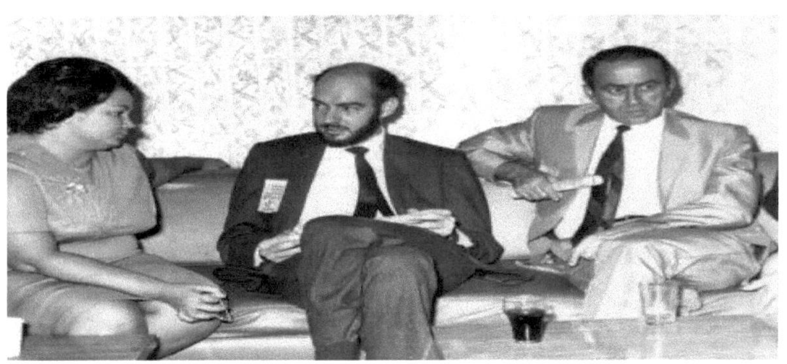

La Dra. Castejón acompañada del Dr. Miguel Lauffer. y el Dr. Miguel
Chuchani destacados investigadores del IVIC (1967)

Capítulo VI

La creación de la Unidad de Investigaciones Biológicas de la Facultad de Medicina de la Universidad del Zulia (1971)

La Unidad de Investigaciones Biológicas fue aprobada por el Consejo de la Facultad de Medicina el 10 de noviembre de 1971. Se iniciaron tres programas de investigación dedicados al estudio de los proteoglicanos en el sistema nervioso central, microestructura e histoquímica de la corteza cerebelosa de los vertebrados, y análisis submicroscópico de la corteza cerebral humana patológica.

Nuestro proyecto de creación contenía los siguientes objetivos:

1) Realizar investigaciones básicas y aplicadas en el área de la Biología y la Medicina Experimental.

2) Fomentar y estimular el desarrollo de la investigación científica en las Ciencias Médicas Básicas.

3) Proyectar la investigación científica hacia la docencia incorporando a la formación del estudiante universitario los principios y la metodología de la investigación científica.

La Unidad de Investigaciones Biológicas se inició con dos secciones de investigación: la Sección de Microscopía Electrónica y la Sección de Histoquímica, dirigidos por los Dres. Orlando J. Castejón y Haydée Viloria de Castejón, quienes actuaron como investigadores fundadores. Se establecieron como programas de investigación los siguientes:

Sección de Histoquímica y Citoquímica.

Prof. Responsable: Dra. Haydee Viloria de Castejón.

Campo de Investigación: Biología Celular, Histoquímica y Citoquímica de Macromoléculas.

Proyectos de Investigación.

Mucopolisacáridos ácidos del tejido nervioso:

1. Estudio comparativo de los mucopolisacáridos ácidos en el sistema nervioso central de diferentes vertebrados.

2. Estudio electronohistoquímico de los mucopolisacáridos ácidos del tejido nervioso.

3. Mucopolisacáridos ácidos en el sistema nervioso central de ratones en diferentes fases del desarrollo cerebral. Estudio histoquímico.

4. Relación entre el Sistema de la Acetilcolina y los mucopolisacáridos ácidos. Estudio histoquímico y electronomicroscópico en el sistema nervioso central del ratón.

El programa de investigación dirigido por la Dra. Haydée Viloria. de Castejón sobre Histoquímica de Polisacáridos en Sistema Nervioso produjo inicialmente 43 publicaciones bajo la forma de artículos originales, comunicaciones a congresos, y conferencias publicadas en revistas internacionales. Este programa condujo al descubrimiento de unas nuevas macromoléculas dentro de las células nerviosas, el ácido hialurónico y el condroitin 4 y 6 sulfato, macromoléculas tradicionalmente conceptualizadas como constituyentes de los espacios extracelulares, y que por vez primera se encontraron en el interior de las células nerviosas. Tal hallazgo fue publicado en revistas de Histoquímica de Alemania y U.S.A. Siendo posteriormente confirmado por investigadores americanos y europeos. En un libro publicado en New York sobre Histoquímica de Carbohidratos Complejos por Richard Margolis (1980), se concedió la prioridad de los hallazgos a la Dra. Castejón y se establecen textualmente que la contribución más extensiva al estudio de estas macromoléculas en sistema nervioso fue realizada por las Dras. Viloria, citándose más de 9 de sus trabajos de investigación sobre esta materia. Tales investigaciones fueron subvencionadas parcialmente por el CONICIT de la República de Venezuela y el CONDES de la Universidad del Zulia.

Los Drs. Castejón formaron como becarios docentes y de investigación a la Dra. María Elena Viloria, Dra. Consuelo Valero, María Palmar, y Alan Castellanos quienes fueron posteriormente investigadores del laboratorio, y posteriormente directores del Instituto de Investigaciones Biológicas.

La Dra. Haydée Viloria de Castejón y la Dra. María Elena Viloria publicaron una excelente monografía sobre Técnicas Histoquímicas, con especial énfasis en la demostración de proteoglicanos.

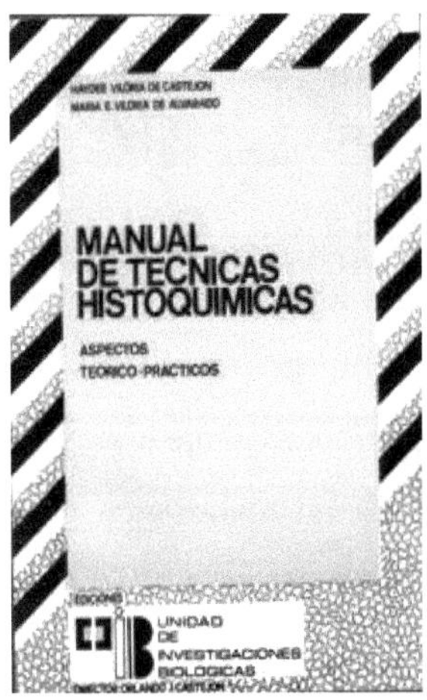

Contenido

Introducción

El Microscopio Óptico

Aplicación de colorantes en Histología e Histoquímica

Fijación química de tejidos para Histoquímica

Fijación de tejidos por congelación

24

Lípidos

Histoquímica de carbohidratos complejos

Demostración histoquímica de proteínas

Histoquímica de los Ácidos Nucleicos

Principios de Histoquímica Enzimática

Preparación de soluciones amortiguadoras

Fabricantes de Equipos para Histoquímica

Revistas Especializadas en Histoquímica

Textos de Consulta

 Referencias Bibliográficas.

Incorporación del Personal Técnico al Laboratorio de Histoquímica

En esta nueva institución incorporamos progresivamente de acuerdo con la disponibilidad presupuestaria el nuevo personal técnico necesario para continuar nuestras labores de investigación, tal como la Técnica de Fotografía Nancy Rincón, la recepcionista Beatriz Ocando, la Secretaria de la Dirección Miriam Arenas, y la Lic. Josefina de Vivas para la Biblioteca de La Unidad de Investigaciones Biológicas convertida luego en Centro de Documentación Bibliográfica.

Transformación de la Unidad de Investigaciones Biológicas en Instituto de Investigaciones Biológicas (1981).

En 1981 el Consejo de la Facultad de Medicina y el Consejo Universitario de LUZ aprueban la transformación de la Unidad de Investigaciones Biológicas en Instituto de Investigaciones Biológicas, la cual fue ratificada en 1988 por el Consejo Nacional de Universidades. Obtener el respaldo de la universidad del Zulia constituyo para Haydee y para mi uno de los estímulos más importantes en el desarrollo de nuestra carrera académica. El alma mater nos acogió de nuevo en su seno y el postnubila phoebus de su emblema nos iluminó para siempre. Por eso dedicamos nuestras vidas a esa Universidad, que a través de sus profesores y autoridades hicieron posible la aparición de una nueva dependencia de investigación en la Facultad de Medicina. Continuamos nuestras líneas de investigación y proyectos que habíamos iniciado en el Instituto de Investigaciones Clínicas dedicados fundamentalmente al estudio de la microestructura e histoquímica de la corteza cerebelosa de la mayoría de los vertebrados en la escala filogenética.

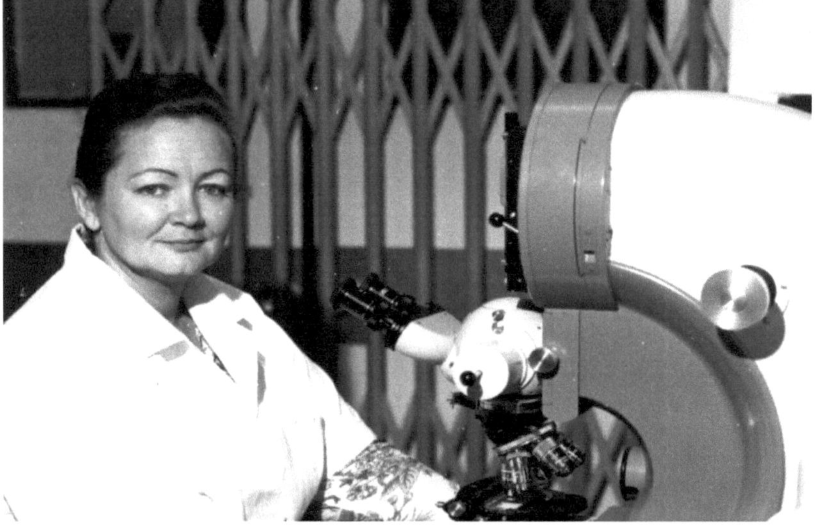

La Dra. Viloria de Castejón con el fotomicroscopio Leitz para caracterizar los proteoglicanos en secciones semifinas embebidas en plástico.

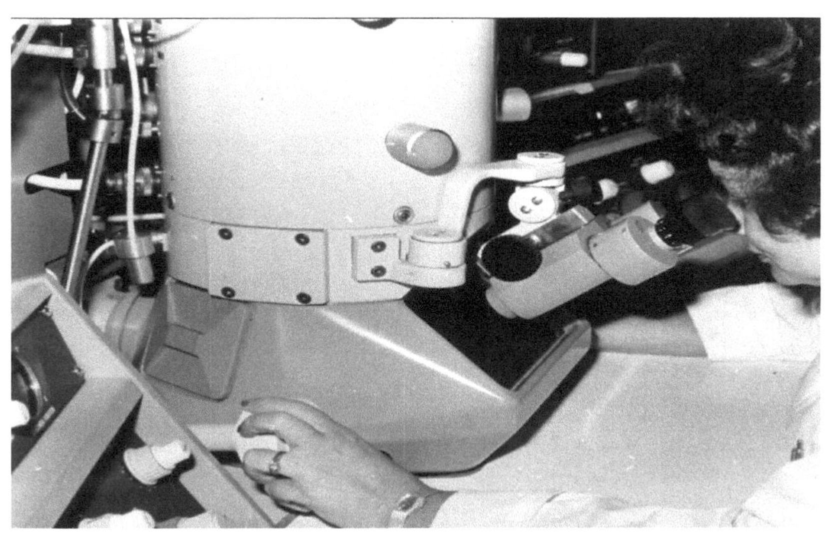

La Dra. Viloria de Castejón observando al microscopio electrónico JEOL 100B cortes ultrafinos de cerebelo de ratón teñidos con el Método Gabould

Eminente Visitante: El Dr. Eduardo de Robertis

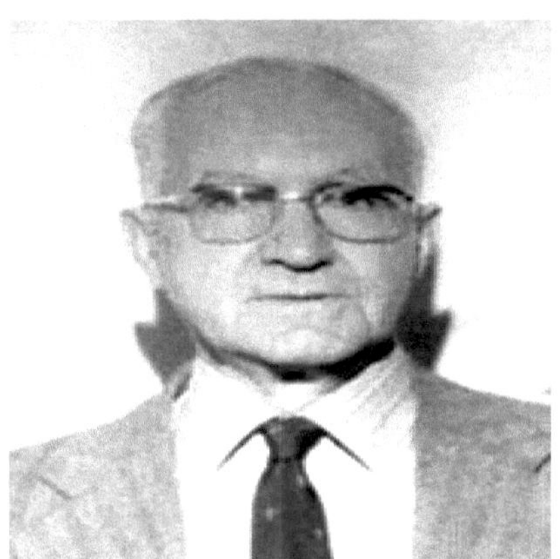

Dr. Eduardo De Robertis. Destacado científico argentino. Director del Instituto de Biología Celular de la Facultad de Medicina de la Universidad de Buenos Aires. Autor junto con Nowisnky y Saez del libro de Biología Celular, texto oficial utilizado en las Facultades de Medicina de las Universidades Latinoamericanas.

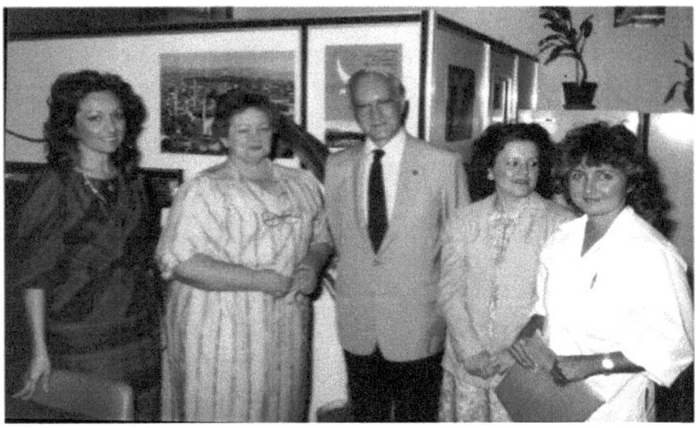

Dr Eduardo De Robertis. De visita en nuestra Instituto de Investigaciones Biológica en compañía de las Dras. Isabel Añez, Haydeé Viloria de Castejón, Clarisa Faria y María Elena Viloria.

Capítulo VII

Participación de la Dra. Haydée Viloria de Castejón en la organización de Sociedades Científicas Nacionales e Internacionales

La Fundación del Capítulo Zulia de la Asociación Venezolana para el Avance de la Ciencia.

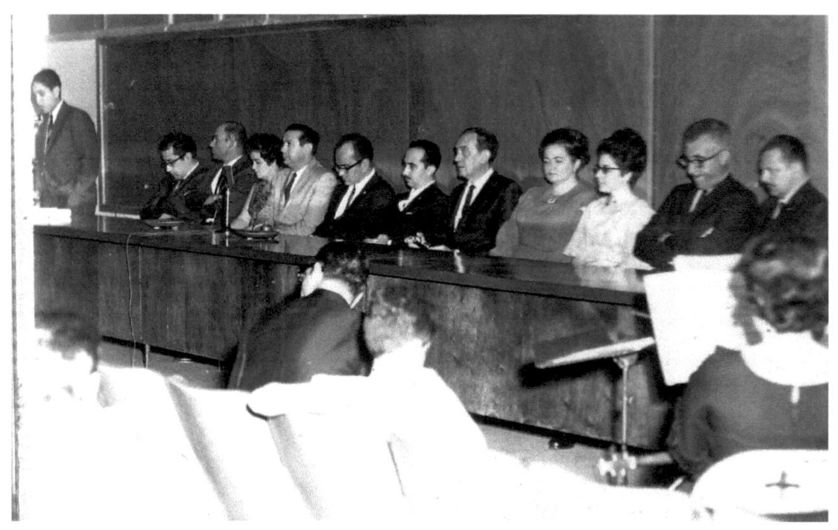

Miembros del presidium de la instalación del Capítulo Zuliano de ASOVAC. Se distinguen de izquierda a derecha los Drs. Américo Negrette, Luis Carbonell, Slavia Ryder, Haydée Viloria de Castejón, Bernardo Rodríguez D´Empaire, José Manuel Delgado Ocando, Jorge Villegas, Enrique Molina, Gloria Mercader de Villegas, Ernesto Medina y Raimundo Villegas.

Participación en la Organización del Primer Congreso Latinoamericano de Microscopía Electrónica (ICLAME) en Maracaibo. Venezuela (1972)

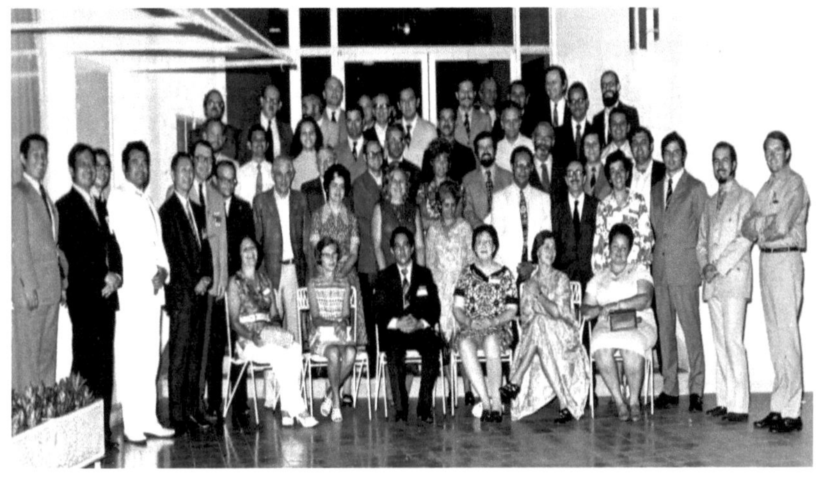

Participantes del I ICLAME. De izquierda a derecha los Dres. Stanley Barnett, Orlando Castejón, Haydée Castejón, Arnold Seligman, Antonio Serrano, y Pinto Da Silva.

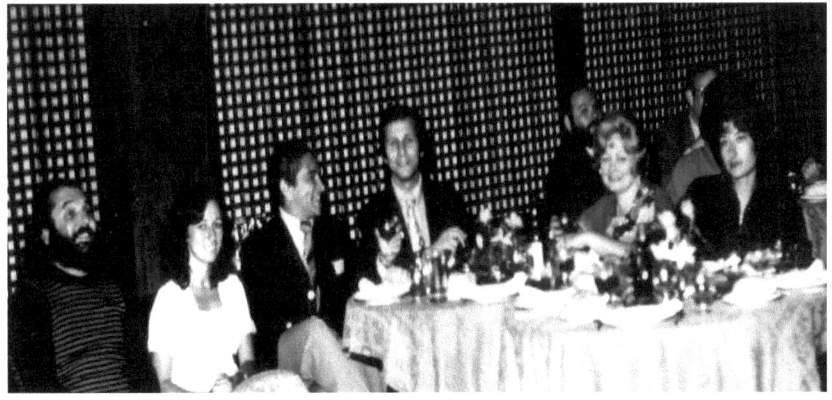

Participantes del I ICLAME. Se distinguen entre otros de izquierda a derecha a José Antonio Serrano (ULA), Orlando Castejón (LUZ), Jaime Pereda Tapiol (Chile) y Haydée Viloria de Castejón.

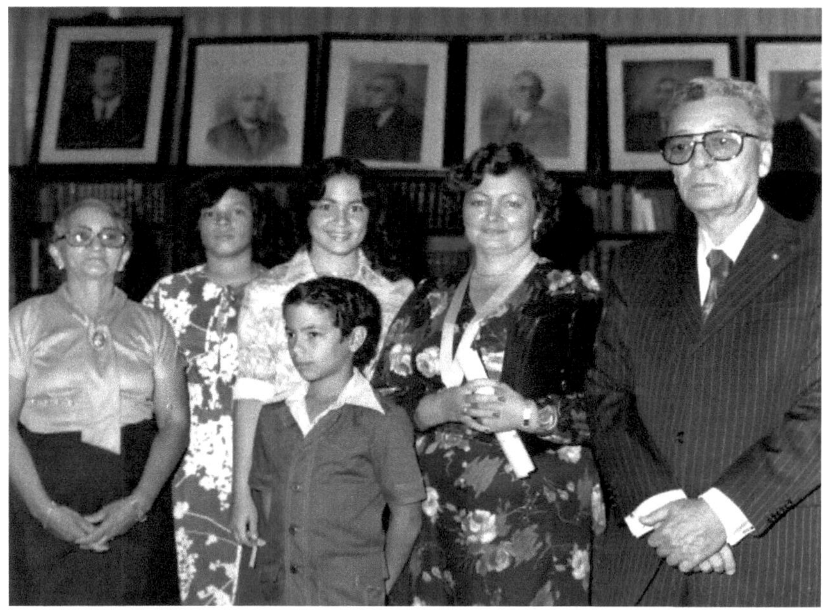

La Dra Haydée Viloria de Castejón recibe de manos del Dr. Luis Borges Duarte, Presidente de la Academia de Medicina del Zulia, el Diploma del Premio Adolfo D´Empaire otorgado al Dr. Orlando Castejón por su trabajo sobre edema cerebral humano. Están presentes Elba Sandoval de Castejón, Haydée Viloria de Castejón y nuestros hijos Orlhay Beatriz, Heidi Cristina y Clemente Luis Castejón (1976). El Dr. Castejón se encontraba en Alemania participando en el Congreso de la Federación Internacional de Sociedades de Microscopía Electrónica, en el cual participaba como investigador activo y como Representante de la Sociedad Latinoamericana de Microscopía Electrónica, Sociedad Miembro de la Federación Internacional.

Participación en La Organización de la Sociedad Iberoamericana de Biología Celular. Santiago de Chile (1974)

Tras la creación de la Sociedad Latinoamericana de Microscopía Electrónica un grupo de destacados científicos latinoamericanos, entre los cuales cabe mencionar a los Drs. Ricardo Martínez Rodríguez (España), Jaime Pereda Tapiol y Juan de Vial (Chile), Eduardo de Robertis, Guillermo Jaim Etcheberry, Pecci Saavedra, Amanda Pellegrini de Iraldi (Argentina), Juan Kouri (Cuba), Carlos Junkeira y Wanderlay Sousa (Brasil) y José Antonio Serrano, Haydée Viloria de Castejón y Orlando Castejón (Venezuela) fundaron en Santiago de Chile la Sociedad Iberoamericana de Biología Celular durante la realización del II Congreso Latinoamericano de Microscopía Electrónica en Santiago de Chile en 1974.

La realización del I Congreso Iberoamericano de Histoquímica y Citoquímica, el III Congreso Iberoamericano de Bilogía Celular y el VI Congreso Latinoamericano de Microscopía Electrónica. (Maracaibo. Venezuela) (1984)

Estos congresos fueron realizados con la participación activa de las Dras. Haydée Viloria de Castejón y María Elena Viloria Ocando, quienes trabajaban en Maracaibo en la Unidad de Investigaciones Biológicas mientras el Dr. Orlando Castejón se desempeñaba como Ministro del Ambiente y Los Recursos Naturales Renovables en Caracas (1984).

Las Dras. Viloria de Castejón y María Elena Viloria crearon una Comisión Organizadora que les permitió liderizar la realización de tres congresos en forma simultánea, lo cual significó jornadas intensivas de trabajo organizativo. Estos congresos fueron el I Congreso Iberoamericano de Histoquímica y Citoquímica, el III Congreso Iberoamericano de bilogía Celular y el VI Congreso Latinoamericano de Microscopía Electrónica.

La Dra. Haydée Viloria de Castejón organizó y participó como Presidente del I Congreso Iberoamericano de Histoquímica y Citoquímica celebrado en Maracaibo, Venezuela (1984)

Foto del Presidium del I Congreso Iberoamericano de Histoquímica y Citoquímica. Maracaibo 1984.

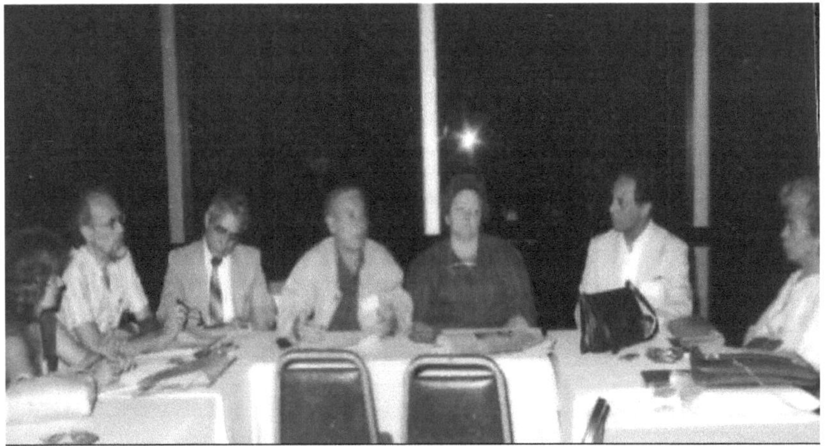

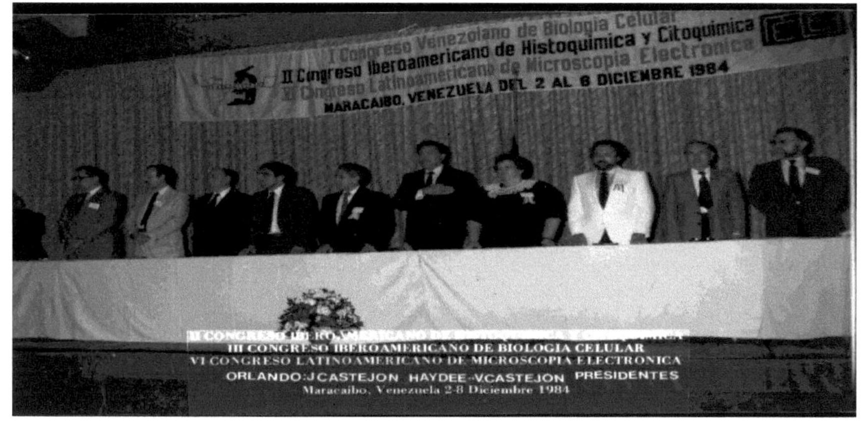

Presidium de los Congresos Internacionales integrado de izquierda a derecha por el Dr. Boris Drujan, Director IVIC, Ricardo Martínez Rodríguez (España), Presidente del III Congreso Iberoamericano, José Antonio Serrano, Haydée Viloria de Castejón (Presidenta de los Congresos), Ángel Zambrano, Gobernador del Estado Zulia, Orlando Castejón, José Chiquinquirá Ferrer, Rector de LUZ, Humberto Fernández Morán (USA), Ramón Piezzi (Universidad del Cuyo, Argentina) y Raimundo Villegas (Director IDEA). El Dr. Castejón, Presidente del VI Congreso Latinoamericano de Microscopía Electrónica, presentó el discurso de orden. (Maracaibo. Venezuela, 1984)

 Participación de la Dra. Haydée Viloria de Castejón en el Congreso iberoamericano de Biología Celular organizado por el Dr. Ricardo Martínez Rodríguez en Madrid (1987)

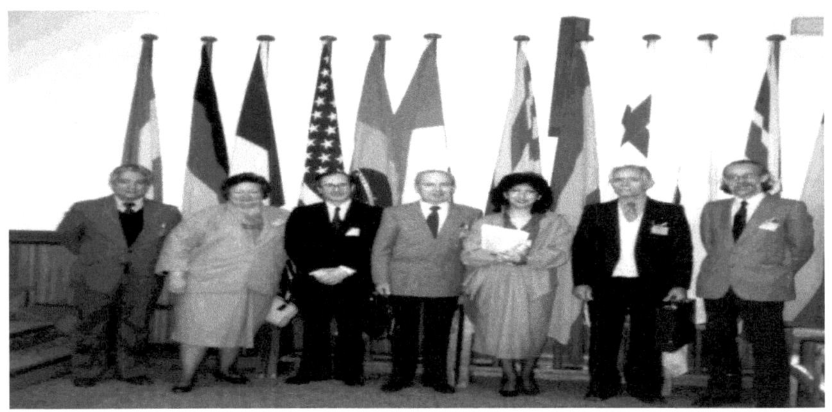

Miembros del Presidium del Congreso Iberoamericano de Biología Celular. Se distinguen de izquierda a derecha los Drs. Orlando y Haydée Castejón, José Russo, Ricardo Martínez Rodríguez, y Miembros de la Comisión Organizadora en Madrid (1987).

Capitulo VIII
Memorias de Viajes Académicos en ocasión de participar en Congresos Internacionales

Viaje a Paris en tránsito para Tokio (Japón)

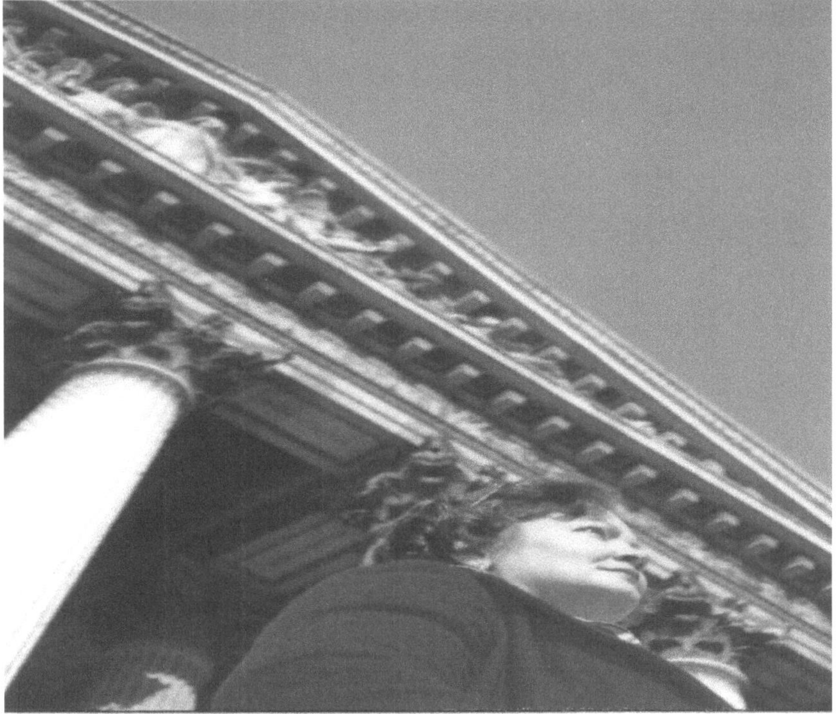

Viaje a Tokio

La Dra. Viloria de Castejón estaba muy feliz contemplando los templos que visitábamos y muy emocionada cuando presentaba sus hallazgos. El esfuerzo incesante de su trabajo durante años se presentaba por vez primera frente a los invitados presentes que formaban parte de sus referencias bibliográficas. Se genera una especial tensión cuando se presenta un trabajo frente a autores citados que forman parte de la literatura mundial.

Fuera de las horas de congresos visitábamos los centros comerciales. Haydee sentía un especial deleite por las perlas. Las trajo a Maracaibo en un lujoso collar como souvenir y las usaba frecuentemente en el Laboratorio. Veía con curiosidad los vestidos japoneses típicos y compró un kimono de talla pequeña para nuestra hija Julia Aurora.

Fue en síntesis un viaje extraordinario que nos impregnó espiritual y científicamente.

La Dra. Castejón frente a un templo japonés en Kioto (1972) en la ocasión de participar en el IV Congreso Internacional de Histoquímica, celebrado en Kyoto, Japón, 20-26 Agosto 1972, donde presentó el Método GABOUL para la detección intraneuronal de los proteoglicanos mediante microscopía electrónica de transmisión.

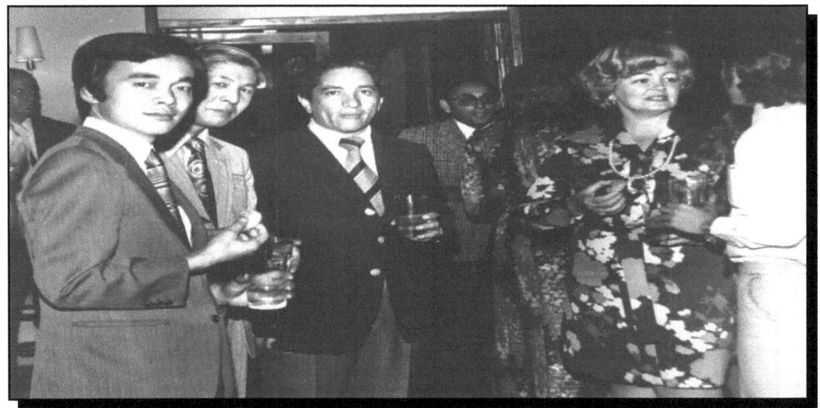

Reunión con el Presidente Susumi Ito de la Jeol Company en Japón, compañía al cual se le había adquirido el microscopio electrónico JEOL100B. Esta reunión fue altamente grata. El Presidente en su oficina exhibía la bandera de Venezuela y Japón en su escritorio. En la Jeol tuvimos la oportunidad de conocer el microscopio electrónico de ultraltovoltaje de un millón de electrón voltios y de un tamaño equivalente a un edificio de tres pisos.

Viaje a New Orleans USA (1973).

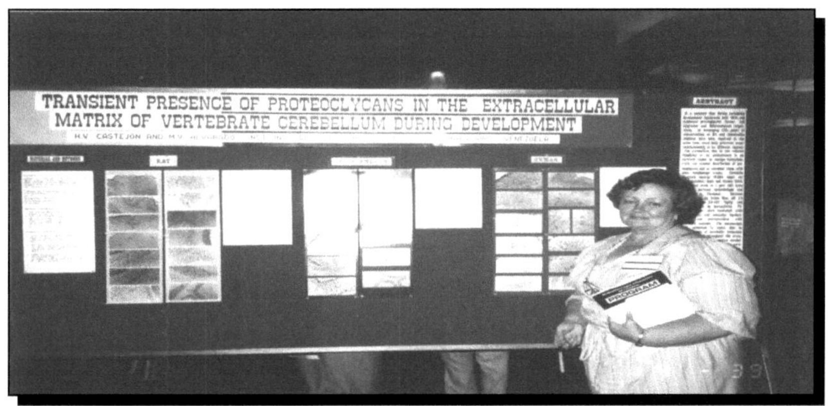

.

En esta Reunión de la Sociedad Americana de Microscopía 1973 presentamos un trabajo sobre una tinción electrón densa, el Rojo Rutenio, para la demostración al microscopio electrónico de polisacáridos intraneuronales, metodología diseñada por la Dra. Haydee Viloria de Castejón y en colaboración con la Dra. María Elena Viloria. (Haydée V. Castejón, María E. Viloria e Indalecio Rivero, Orlando Castejón: Contribución de Ruthenium Chloride to the ultracytochemical study of cerebellar cortex. Proc. XXXI Annual. Electron Microscopy Society of America. J. Arcceneau (Ed) New Orleans, USA. 1973, pp. 30-31.

La actividad creadora de Haydee Viloria de Castejón fue manifiesta para tratar de demostrar por métodos electronohistoquimicos la presencia de proteoglicanos dentro de las células nerviosa, una de sus contribuciones universales más importantes. Su contribución esta plasmada en el Libro publicado por la Dra. Haydee Viloria de Castejón y la Dra. María Viloria en los años 1977-1979 tiulado Manual de Técnicas Histoquímicas. Sus trabajos aparecen reseñados en libros y monografías internacionales, como el libro sobre Carbohidratos Complejos en Tejido Nervioso publicado por Richard Margolis en 1979 (USA). donde se hace constar que la Dra. Castejón realizo el descubrimiento de los proteoglicanos intracitoplasmaticos en células nerviosas.

(Vease refrencia: The Complex carbohydrates in Nervous Tissue. Margolis R (Ed). Springer. Plenum Press, New York 1979. 10.1007/978-1-4613-2925-1.

Viaje a Sao Paulo Brasil (1974).

Viajamos a Sao Paulo en compañía de mi Esposa, la Dra Haydee Viloria de Castejón, por invitación de la Sociedad Brasileira de Microscopia Electrónica para participar con varios trabajos en conjunto con nuestros becarios de investigación en la incipiente Unidad de Investigaciones Biológicas, las Dras. María Elena Viloria y Consuelo Valero al II Congreso Latinoamericano de Microscopia Electrónica en Ribeirao Preto en la primera semana de Diciembre de 1974.

Véanse las siguientes referencias

1.Castejón, Orlando J. y Castejón, Haydée V. Cytochemistry and Ultrastructure of mouse and human cerebellar Golgi cells. II Congreso Latinoamericano de Microscopía Electrónica. Ribeirao Preto, Sao Paulo, Brasil. Dicember 1-5th, 1974.

2. Castejón, Haydée; Castejón, Orlando J.; Viloria, Maria E. y Valero Consuelo. Ultracytochemical study of mouse cerebellar proteoglycans. Effect

of methylation and enzymatic digestions. II Congreso Latinoamericano de Microscopía Electrónica. Ribeirao Preto. Sao Paulo. Brasil. Dicember 1-5th, 1974.

3 Viloria, Maria E.; Castejón, Haydée V.; Castejón, Orlando J. y Valero, Consuelo. Different types of subsurface cisterns in mice and human central nervous system. II Congreso Latinoamericano de Microscopía Electronica. Ribeirao Preto. Sao Paulo. Brasil. Dicember 1-5th, 1974.

4. Valero, Consuelo; Castejón, Orlando J.; Castejón, Haydée V., Viloria, Maria E.: Electron microscopic study of perifocal edema associated to human brain tumors. II Congreso Latinoamericano de Microscopia Electronica. Riberao Preto. Sao Paulo. Brasil. Dicember 1-5th, 1974.

Viaje a Bucarest, Rumania, (1976)

En 1976 la Dra. Haydée Viloria de Castejón viajó a Bucarest (Rumania) acompañada de nuestras hijas Orlhay y Beatriz y Heidi Cristina. Rumania era un país pobre de Europa perteneciente a la así llamada órbita soviética. Allí compartieron con numerosos participantes europeos en el V Congreso Internacional de Histoquímica y Citoquímica. En este congreso La Dra. Castejón presentó un nuevo método para visualizar al microscopio electrónico los proteoglicanos intraneuronales. El Método llamado GABOUL abreviatura correspondiente a las iniciales de glutaraldehido, osmio, uranilo y plomo, los nombres de los reactivos y tinciones electrónicas utilizados. A su regreso La Dra Castejón relataba sobre la gentil atención de los investigadores rumanos y la del Dr. Ricardo Martínez Rodríguez, distinguido investigador en Histoquímica del Instituto Cajal en Madrid. Desde esa fecha conservamos una estrecha amistad que les llevo a organizar el Congreso Iberoamericano de Biología Celular en Madrid en 1987.

El método GABOUL fue publicado en Acta Histochemica (Alemania), y en los Proceedings de la Sociedad Americana de Microscopia, y en Histochemistry and Cytochemistry.

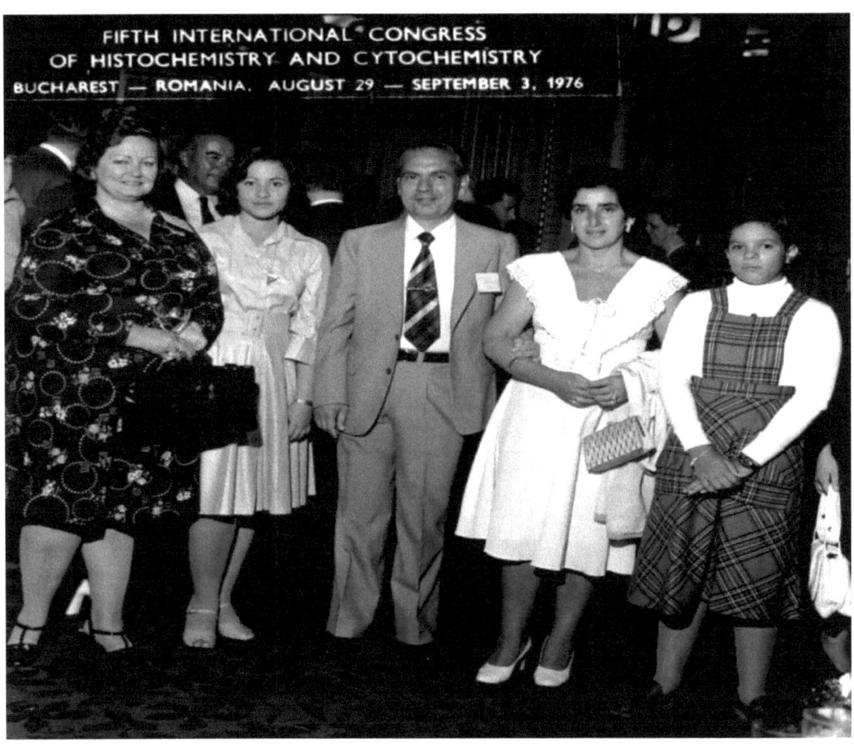

La Dra Haydée Viloria de Castejon acompañada de nuestras hijas Orlhay y Heidi y del Dr. Martínez Rodríguez y su Señora Esposa (1976) participantes en el Quinto Congreso Internacional de Histoquímica y Citoquímica en Rumania (Budapest). 1976.

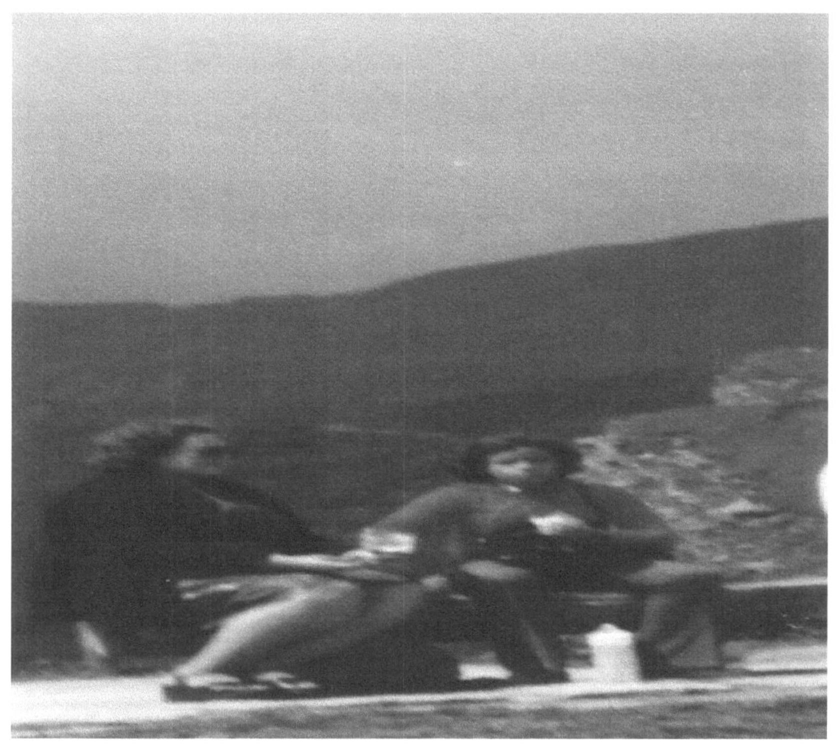

La Dra. Castejón acompañada por su hija Heidi Cristina Heidi Cristina, descansando después de una larga caminata. Rumania (1976). Haydée sentía una gran simpatía por los países pobres de la órbita soviética. A su regreso comentaba las enormes dificultades que confrontaban los investigadores rumanos. Comentarios que en la empobrecida Venezuela de hoy en la cual escribimos este viaje tienen una profunda identidad.

La Dra Haydee Viloria de Castejon frente al Coliseo de Roma (1981) en viaje transitorio hacia Zúrich.

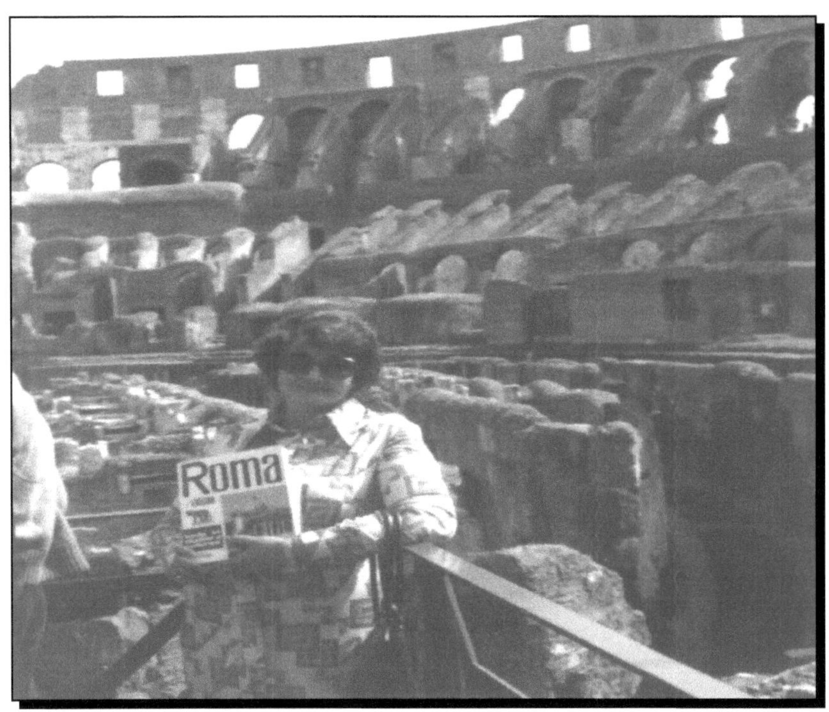

Viaje a Zúrich (1982)

En 1982 viajamos junto con mi Señora Haydée y mi hija Julia Aurora a Zúrich para atender al Primer Congreso Mundial de la Organización Internacional del Cerebro a celebrarse en Zúrich (Suiza) y presentar un hallazgo nuevo como lo es la formación de canales transendoteliales formado por las células endoteliales de los capilares cerebrales en el edema cerebral humano severo traumático. Este trabajo fue publicado posteriormente en Pathology Research and Practice en Alemania.

Aprovechamos nuestra estadía para visitar al Profesor Hans Moore en el Instituto Federal de Tecnología de Zúrich. El profesor Moore había estado en Maracaibo en 1972 atendiendo el I Congreso Latinoamericano de

Microscopía Electrónica y habíamos establecido una gran amistad especialmente después de su estadía postcongreso en Adícora. Moore nos invitó a su casa en las afueras de Zúrich rodeadas por vistosas granjas ganaderas.

El Profesor Moore creó la técnica de criofractura para microscopia electrónica de transmisión que permitía visualizar la estructura trilaminar de la membrana y obtener una visualización de arreglo macromolecular. De esta técnica se derivó la interpretación del modelo mosaico de la membrana como un avance de la unidad de membrana de Robertson. Moore es un aficionado a la fotografía y me mostro muy orgulloso las fotos que había tomado en Adícora.

Me dijo que cuando se jubilara se dedicaría a la fotografía. Después del almuerzo nos tomamos la fotografía adjunta.

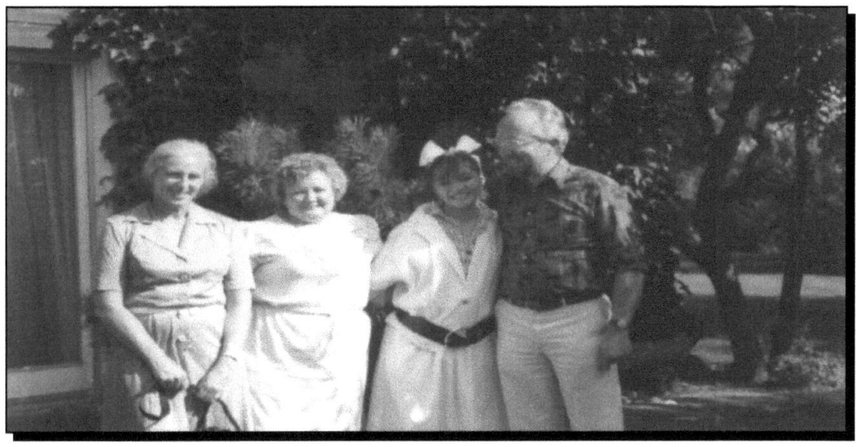

El Dr. Hans Moore y su Señora en compañía de Haydee y Julia Aurora en su casa en las afueras de Zúrich, 1982.

Primer Congreso de la Federación Iberoamericano de Histoquímica y Citoquímica en Madrid (1987)

Este congreso fue organizado por la Federación Iberoamericana de Biología Celular presidida por el Dr. Ricardo Martínez Rodríguez, Presidente y la Dra. Haydée Viloria de Castejón, Vice-Presidente.

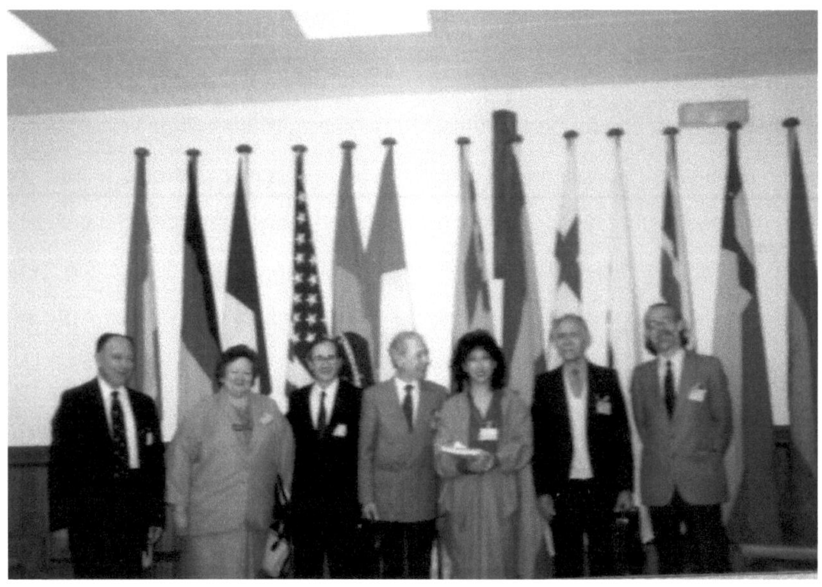

Miembros del Presidium del Congreso Iberoamericano de Biología Celular. Se distinguen de izquierda a derecha los Drs. Orlando y Haydée Castejón, José Russo, Ricardo Martínez Rodríguez, y Miembros de la Comisión Organizadora en Madrid.

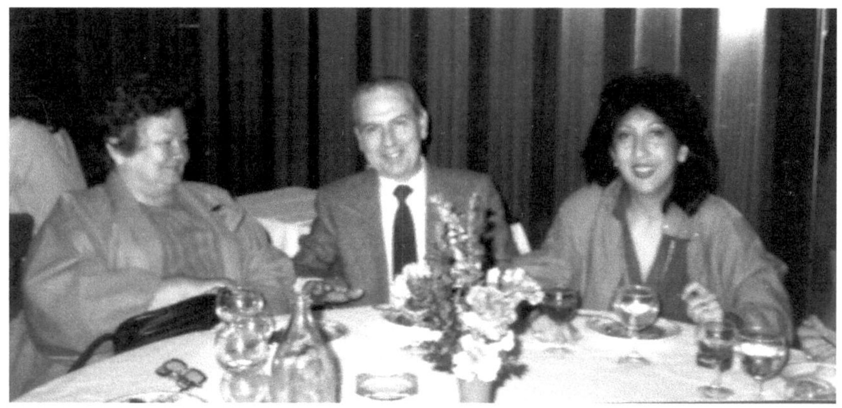

La Dra Viloria de Castejón acompañada del Dr. Ricardo Martínez Rodríguez durante la Cena del Congreso

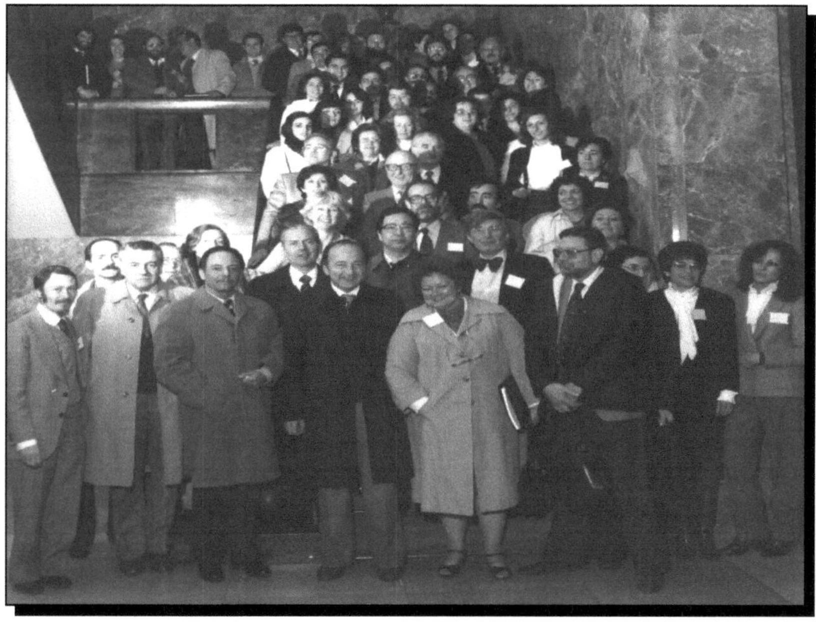

Grupo de participantes en el Congreso Iberoamericano de Histoquímica y Citoquímica (1987).

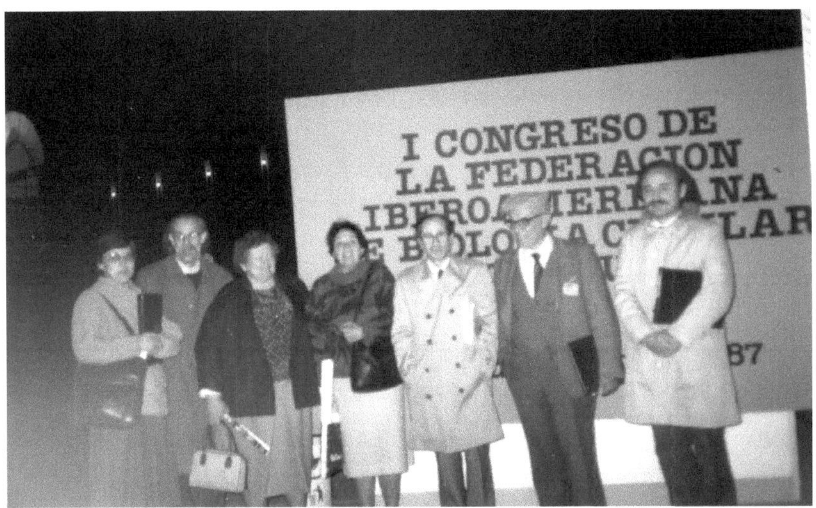

Participantes en eI Iberoamericano de Histoquímica y Citoquímica. Madrid (1987)

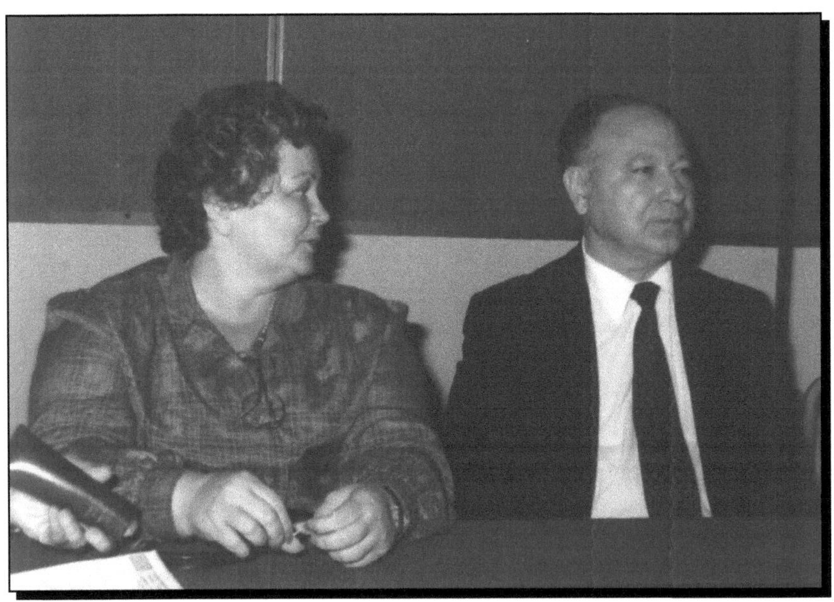

La Dra Haydée Viloria de Castejon Presidiendo una Mesa de Trabajo con el Dr. Humberto Fernández Moran (1987).

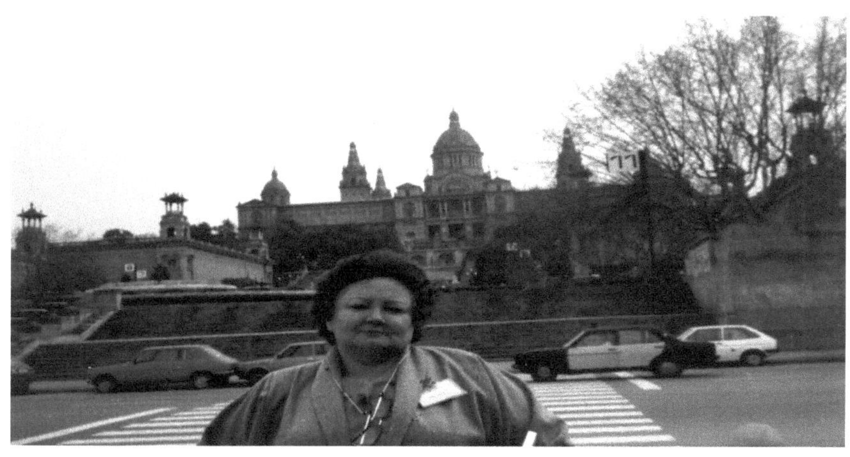

La Dra Viloria de Castejón durante su visita al Museo del Prado.

Viaje a Constanza, Alemania (1985)

Constanza es una ciudad alemana bautizada en honor del Emperador <u>Constantino I el Grande</u>. Ubicada en la orilla sur del lago de Constanza y fronteriza con <u>Suiza</u>, alimentado por el río <u>Rhin</u>, de un clima agradable que la convierte en un prestigioso destino turístico. Constanza es históricamente importante porque Federico I apodado también Barba Roja firmó la paz con los Lombardos a principios del siglo XV, conocida históricamente como la Paz de Constanza.

Uno de los sitios turísticos más importantes es el centro de la ciudad donde se puede ver dos torres medievales, y dos plazas, Markstätte y la Münsterplatz, Es obligatorio una visita a la Iglesia de Nuestra Señora con diferentes estilo románico, gótico y barroco que testimonian las diferentes épocas de dominación romana y francesa de la ciudad, En su entorno cercano se encuentra la isla de <u>Mainau</u> (o isla de las flores) y <u>Reichenau</u>, cuyo monasterio figura entre las obras declaradas <u>Patrimonio de la humanidad</u> por la <u>Unesco</u>.

Asistimos junto la Dra. Haydee Viloria de Castejón entusiasmados con presentar un trabajo sobre criofractura de la corteza cerebelosa realizado mediante microscopia de transmisión mediante y réplicas metálicas monoatómicas de carbono platino. Esta técnica nos permitía visualizar la configuración macromolecular de las membranas neuronales e interpretarlas de acuerdo a los estudios realizados por nuestro amigo el Profesor Hans Moor en el Instituto Federal de Tecnología de Zúrich. Hans Moor había estado en Maracaibo atendiendo el I Congreso Latinoamericano de Microscopia Electrónica en 1972 que habíamos organizado en Maracaibo. Estudiando sus publicaciones aprendimos a interpretar las dos fases características que ofrece la técnica, la fase protoplasmática y la fase extracelular. Recuerdo las inolvidables reuniones de Hans Moor y Fernández Moran en nuestro apartamento intercambiando impresiones sobre sus estudios de microscopia electrónica en un alemán impecable, a veces acompañados por Peter Giebresch, Director del Instituto Robert Koch de Alemania. Le recuerdo como una de las épocas más interesantes de mi carrera académica al poder conversar sobre el sistema científico y tecnológico con mentes inspiradoras de primera clase en el mundo. Hans Moor había disfrutado en extremos el Congreso y decidió quedarse y acompañarnos a conocer a Adícora. Era un especialista en fotografía y se extasiaba con la contemplación de los Médanos y el azul del Mar Caribe.

Mi Señora Haydée disfruto extraordinariamente el congreso y la ciudad. Se identificaba plenamente con el escenario, los vestidos tradicionales de la población, la música y las flores. Observándola pensaba que hacia un encuentro con sus genes y sus comportamientos que se expresaban en ella por su inteligencia, rigurosidad, su carácter autoritario y sus hermosos ojos verdes.

El trabajo presentado fue publicado posteriormente describiendo diferentes aspectos de las células del cerebelo en las revistas especializadas como el European Journal of .Cell Biology, Neuroscience Letters (USA) y Electron microscopy en Japón.

Uno de los souvenirs más importantes fue traernos unas réplicas de jarras de cerveza utilizadas en los siglos XVIII y que se exhiben como parte de la decoración de nuestro bar en el apartamento.

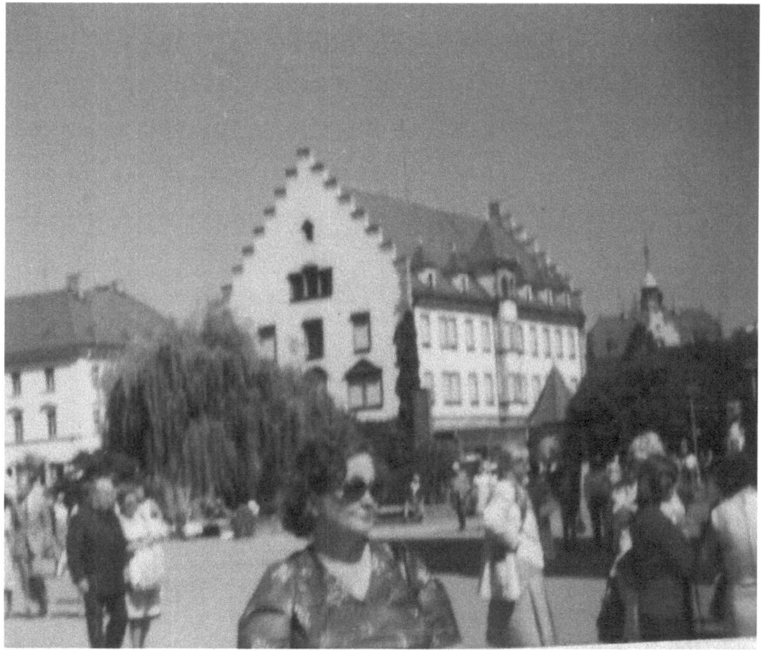

La Dra. Haydée Viloria de Castejón en el Parque Central de Constanza (1985)

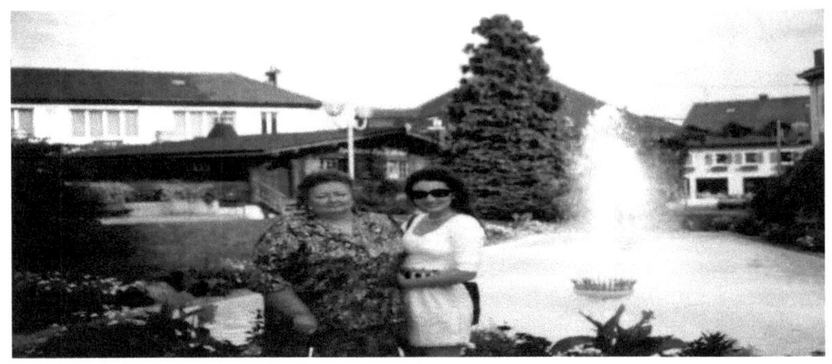

La Dra Haydée Viloria de Castejón acompañada de nuestra hija Julia Aurora Castejón Viloria frente al Guest House de Constanza.

Viaje Familiar a Ginebra (Suiza) para visitar a su Esposo Dr. Orlando Castejón.

En Ginebra (1994) acompañando a su Esposo como Representante de Venezuela ante la Organización de las Naciones Unidas

Durante el mes Agosto del 1994 la Dra. Castejón y mi Madre Elba Sandoval Pérez nos visitaron en Ginebra donde el Dr. Castejón se desempeñaba como Representante de Venezuela ante la Organización de las Naciones Unidas (ONU).

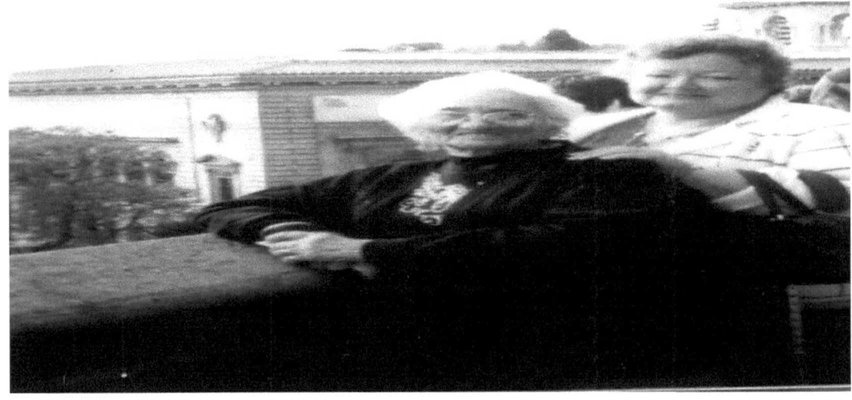

Doña Elba y Haydée en Ginebra durante una corta estancia vacacional y cuya despedida de su regreso a Venezuela me produjo profundos momentos de inconsolable meditación (1994).

Presencia de la Dra. Castejón en el Bautizo del Libro Scanning Microscopy of Cerebellar Cortex por las Autoridades Universitarias de la Universidad del Zulia. Maracaibo. Venezuela

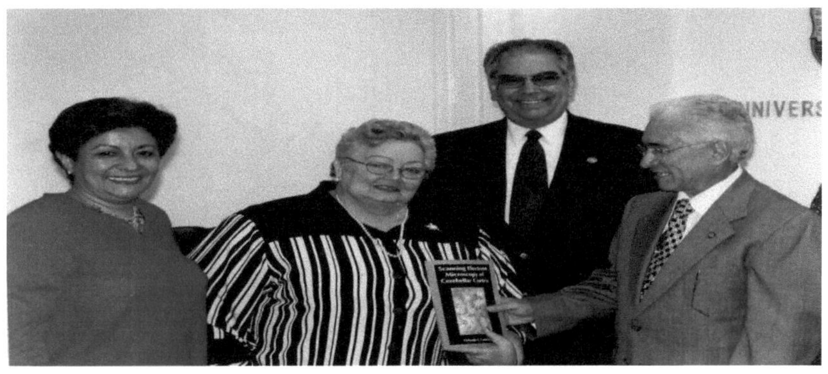

Bautizo del libro Scanning Microscopy of Cerebellar Cortex del Dr. Orlando Castejón, pero con los Drs. Domingo Bracho y la Dra. Teresita Álvarez de Fernández, Rector y Vicerrectora Académica de la Universidad del Zulia (2002), acompañados del. Dr. Alan Castellanos, el Dr. Pablo Ortega y Nelly Montiel (2002).

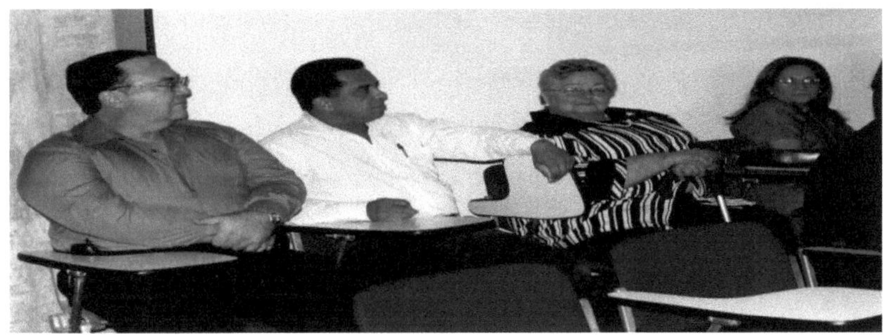

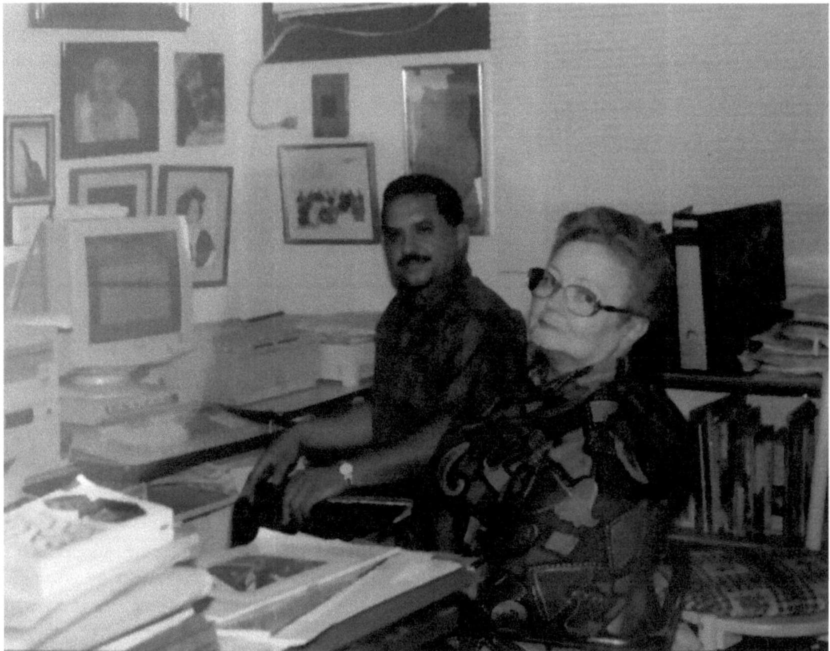

Capitulo IX

Perfil de la Dra. Haydée Viloria de Castejón según el De. Pablo Ortega,

La Investigadora en Malnutrición Infantil y su Contenido Social.
"Una experiencia extraordinaria"

Por el Dr. Pablo Ortega, Investigador Autónomo, Ex Director del Instituto, de Investigaciones Biológicas y Coordinador del Programa de Desnutrición de impacto social, constituyendo un claro testimonio de vida, del importante papel que juegan los investigadores de las ciencias básicas, cuando se proyectan a la solución de los problemas fundamentales de nuestra sociedad.

La Dra. Haydée Viloria de Castejón, mi Tutora Académica no solo tiempo y esfuerzo, en investigaciones sobre problemas carenciales durante la infancia, sino que también, se abocó con énfasis a la búsqueda de soluciones plausibles a dichos problemas, mediante la formación multidisciplinaria del recurso humano, tanto para la investigación, como para la asistencia médica, nutricional, psicológica y social de la población infantil afectada. Hechos que serán referenciados a lo largo de este capítulo con sus múltiples participaciones en congresos científicos y publicaciones en revistas científicas arbitradas de impacto. Además, participó activamente en la creación de estructuras institucionales, tanto para la investigación como para la asistencia multidisciplinaria de dichos problemas.

Partiendo de los hallazgos, de una parte importante de sus trabajos de investigación en las ciencias básicas, y extrapolando sus reflexiones y conclusiones, sobre las posibles alteraciones que pudieran presentarse durante las diferentes etapas del crecimiento y desarrollo de los seres humanos potenciaron su creciente interés sobre la desnutrición infantil y sus efectos devastadores sobre el futuro de esta población en el desarrollo de nuestra sociedad en desarrollo.

Su loable labor en el abordaje científico y asistencial de la desnutrición infantil se inicia a mediados de la década de los 80, cuando pone en marcha un programa de extensión sobre la Desnutrición Infantil y Retardo Mental, adscrito al Instituto de Investigaciones Biológicas de la Facultad de Medicina de nuestra Ilustre Universidad del Zulia, logrando aglutinar un equipo selecto de profesores y estudiantes de pre- y posgrado de las Escuelas de Medicina, Nutrición y Bioanálisis, cuyos nombres y destacada participación se reflejan como autores y co-autores de múltiples participaciones en Eventos Científicos Nacionales e Internacionales, publicadas en las memorias de dichos eventos y en revistas científicas arbitradas de alto impacto.

El impacto de sus actividades docente, de investigación y extensión, se ven reflejadas en poco tiempo, cuando participa activamente en la creación y fundación del primer Servicio de Educación y Recuperación Nutricional (SERN), de la región zuliana, ubicado en el Hospital Chiquinquirá de Maracaibo, siendo designada como Coordinadora de Investigación y miembro del comité directivo de dicho Servicio desde su creación en 1987.

Para comprender mejor la visión futurística de la Dra. Haydee, sobre el problema de la desnutrición infantil y sus efectos devastadores sobre el crecimiento y desarrollo, durante las primeras etapas de la vida, debemos tener presente que para las décadas de los 70 y 80, Venezuela se encontraba en plena bonanza socioeconómica petrolera y los cuadros clínicos de desnutrición infantil que se presentaban, eran pocos y el comprometimiento del crecimiento y desarrollo del niño, era de leve a moderado. Las referencias que se tenían sobre las afectaciones severas, que se presentaban para el momento, eran aisladas y procedentes de zonas muy marginales o rurales, y de las bibliográficas procedentes de países muy pobres del continente africano.

Para 1995 con la consolidación de diferentes líneas de investigación y sus respectivos programas de acción, sobre deficiencias de aminoácidos esenciales, vitamina A, oligoelementos como el zinc y el hierro, y partiendo de la premisa que "el niño desnutrido presenta alteraciones orgánicas y funcionales, que ameritan un manejo especial por personal capacitado, y que además se hacía necesario continuar investigando, para lograr alternativas de tratamiento, que permitan atender en forma eficaz y oportuna, sus graves problemas de salud"; solicitó al Consejo Técnico del Instituto de Investigaciones Biológicas, la creación del Laboratorio de Investigación en Desnutrición Infantil y Retardo Mental, al cual se le asigna un espacio físico, con los equipos de laboratorio necesarios, personal administrativo, técnico y académico. Hecho que consolida la proyección local, nacional e internacional de las actividades científicas y asistenciales desarrolladas hasta el momento. Con esta plataforma de acción, promueve asociaciones estratégicas con La Escuela de Psicología de la Universidad Rafael Urdaneta y el Parque Tecnológico de la Universidad del Zulia, multiplicando de esta manera, los esfuerzos en el abordaje científico y asistencial del problema.

Son múltiples las causas que se conjugan para conformar las condiciones propicias, que dan origen a la desnutrición infantil, siendo las principales: la falta o inadecuada ingesta de nutrientes, en un ser en pleno crecimiento y desarrollo, la ignorancia de los padres, el analfabetismo, el desempleo, la pobreza, el hacinamiento, la falta de servicios básicos. En este sentido, la Dra. Haydée, impulsó y participo en la planificación y ejecución de trabajos de investigación y actividades de relevancia científica, que destacaron en el campo de la evaluación nutricional, antropométrica y dietética , evaluación clínica, evaluación bioquímica: destacando los estudios en Glucosaminoglicanos, Proteínas, Aminoácidos, zinc Vitamina , Hierro sérico y Anemias (62-69), evaluación psicológica de acción social y de intervención nutricional

En cuanto al abordaje científico y asistencial del problema de la desnutrición en las primeras etapas de la vida, no solo se abordó a la población infantil y escolar en diversos centros educativos y comedores populares de la región (85-87), sino también, se abordó a las adolescentes con deficiencias nutricionales durante la gestación, en la consulta de alto riesgo obstétrico de los Servicios de Ginecología y Obstetricia del Hospital Chiquinquirá y de la Maternidad "Dr. Armando Castillo Plaza" (88-95).

Finalmente, como coordinadora de investigación y miembro del Comité Directivo del SERN, se mantuvo vigilante sobre el monitoreo y actualizaciones de los diversos criterios y protocolos de intervención nutricional en el niño hospitalizado. La difusión de los programas de intervención, fue una constante motivacional hasta sus últimos días de vida, manteniendo como eje central, a los Servicios Asistenciales y su expansión hacia otras localidades de la región Zuliana, en diferentes modalidades, preconizando la modalidad de semi- internado para las zonas urbanas marginales y rurales.

"El monitoreo de los programas nutricionales requiere de una voluntad política para la distribución efectiva de los recursos financieros, materiales, humanos y administrativos y lograr de esta manera, su óptimo beneficio para la población necesitada, futuro laboral e intelectual de Venezuela".

Dra. Haydée V. Castejón

Capitulo X

Opinión de sus familiares

Una Sabia Maestra

Orlhay Castejón Viloria

Hija de Haydée Viloria de Castejón y Orlando Castejón Licenciada en Administración de Empresas. Especialista en Finanzas.

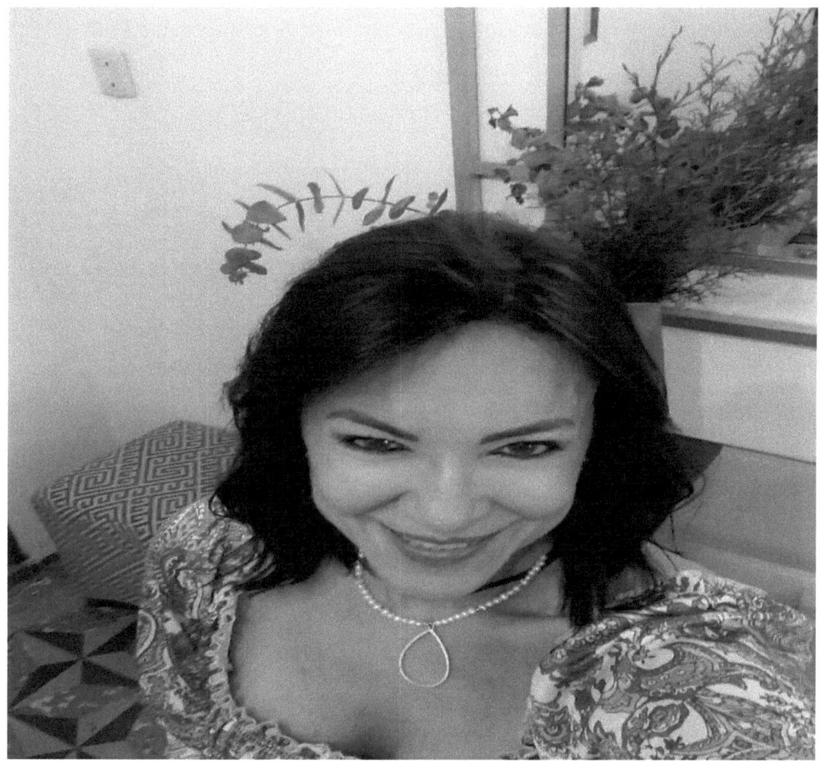

Viví y disfruté de una serie de enseñanzas de una sabia maestra, esa persona rígida y certera en sus consejos, de la cual heredé su capacidad de liderazgo, organización y planificación en el trabajo, su gusto por el área e inversiones inmobiliarias, me decía hija con esfuerzos, ahorro y constancia, se obtienen los logros, en silencio, pasito a pasito. Mis mejores recuerdos, su dedicación y amor a sus hijos, esposo, madre y a su gran familia Viloria

Ocando. Abnegada e incansable trabajadora incansable, de recto proceder, maestra inagotable con sus alumnos del laboratorio y apasionada por la investigación científica. Fue una mente brillante, prolífica escritora en la investigación biomédica, reconocida por sus pares internacionales con las cuales dialogó en sus numerosos viajes nacionales e internacionales como bien ha sido reseñada en esta monografía.

Amante de su trabajo en el área de la desnutrición infantil, y por su identificación con numerosos niños de nuestras clases marginales. Poseedora de una larga trayectoria académica, que dejó impresa en los mejores revistas internacionales y congresos de su especialidad y junto a su numeroso grupo de jóvenes que le acompañaban.

Como amorosa amiga y madre, fue mi aliada con la que conté siempre, de fuerte carácter en nuestro comportamiento social y familiar y siempre a nuestro lado. ¡Tanto que agradecerte de tus infinitas virtudes, de tus orientaciones en nuestros viajes mi viejita bella¡, ¡Estarás siempre presente en cada acto de mi vida, espíritu, mente y corazón.

La Dra Julia Aurora Castejón Viloria, hija de la Dra Haydée Viloria de Castejón
Médico- Cirujano, especialista en Oftalmología

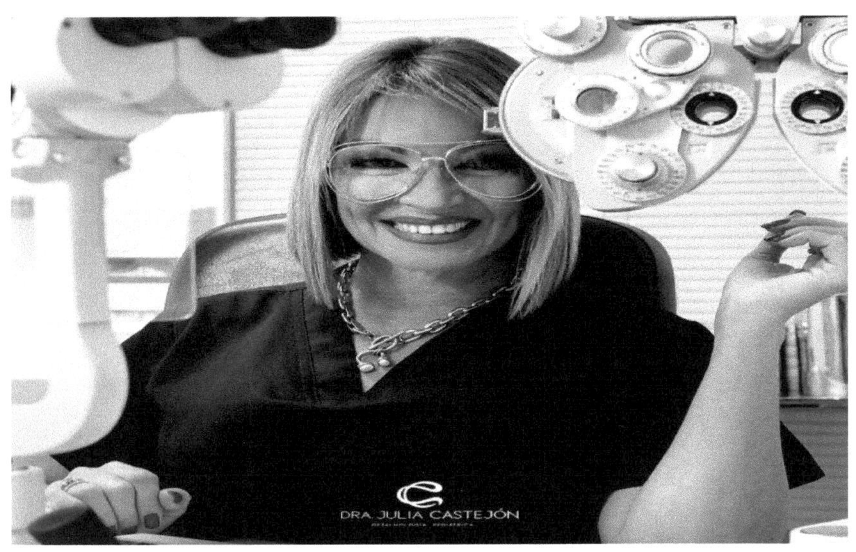

¿QUIEN FUE MI MADRE?

La Dra Julia Aurora Castejón Viloria, otra hija de la Dra Haydée Viloria de Castejón
Médico- Cirujanos, especialista en Oftalmología
Sin temor a equivocarme, una de las mujeres más virtuosa ante los ojos de Dios que he podido conocer. Y no por ser mii Madre, es que su valentía, esfuerzo, disciplina, carácter, templanza, obediencia, amor y temor a Dios. fueron   sublimes   e   indiscutibles!. Excepcional mujer, esposa y madre, incondicional , soñadora, visionaria. Estricta, rigurosa, meticulosa, estudiosa, brillante académicamente! Con un empuje, dinamismo y energía que iban más allá de su salud física y espiritual-físicas…El cielo fue el límite para alcanzar sus increíbles y fructíferos logros a   nivel   nacional   e   internacional. La Dra. Haydee Viloria de Castejón; conocida como LA MUJER DE LOS OJOS DE JADE por el verde Aqua de sus ojos. Médico Investigadora Científica , Jefe del Laboratorio de Histoquímica y Citoquímica del Instituto

de Investigaciones Biológicas de la Facultad de Medicina de La Ilustre Universidad del Zulia; líder en los programas de investigación sobre Malnutrición infantil ; Fundadora de la Unidad de Malnutrición Infantil del Hospital Chiquinquirá , Maracaibo, Edo. Zulia, Venezuela. Una madre incansable, entregada a sus hijos, a nuestras labores escolares, oficios, hobbies, emprendimientos e inclinaciones universitarias. Nos impulsó en todo cuanto quisiéramos innovar y más!! Ella propició, hizo antesala, labró el camino para que nosotros, sus hijos; nos formáramos como seres humanos llenos del Espíritu Santo de Dios y como trabajadores honestos, cabales, capaces, responsables y éticos! Como hija? Hija amantísima y una madre para sus 9 hermanos, pues siendo la "mayor" y enviudando mi abuela muy joven; se convirtió en la mano derecha de mi abuela materna y junto a ella lograron "levantar", criar y educar a la prole.

Amó a su madre con locura y la honró abundantemente en vida, toda su vida! Como esposa? Esposa devota, leal, fiel, cómplice, amiga, sumisa, "enamoricienta". Fue novia, esposa y amante del hombre que cautivó su corazón y lo llenó de amor y admiración infinita, ¡Fue junto a mi padre copartícipe. y creadora de un imperio y legado académico sin precedentes! Mamita, hace 18 años el cielo y la tierra se abrieron para recibirte, se dispuso del fuego purificador y de una cama de rosas blancas …tu ascenso fue sentido, fragante,   hermoso.

Recuerdo haber escuchado a lo lejos , los acordes de "Alfonsina y el Mar" cantada con emoción y lágrimas por mi adorable hermana Heidi Cristina mientras te despedíamos angustiosamente entre lágrimas e inquietos ahogos silentes...

Terrenalmente precoz tu ausencia ?...Papa Dios no se equivoca! Semejante ángel virtuoso debía estar en los jardines celestiales danzando junto a los Ángeles de Dios.! Amor, sacrificio, desprendimiento que de enseñanzas Mamita!

Te honro y te agradezco el amor desmedido. Te amamos y extrañamos por siempre. ¡La bendición ¡.

Capítulo XI

Comunicaciones a Congresos y Publicaciones de la Dra Haydée Viloria de Castejón y Colaboradores

1) Castejón, Haydée V.; Castejón, Orlando J. and Viloria, María E.: Application of GABOUL technique in the electron microscopy study of mouse and human cerebral cortex nerve cells. Histochemistry and Cytochemistry. pp. 69-70, 1970.

2) Haydée V. Castejón, Orlando J. Castejón y R. Romero Rincón.: Estudio histoquímico y ultraestructural de la célula hepática en un caso de glucogénesis tipo I. Invest. Clín. 38: 9-49, 1971.

3) Haydée V. Castejón, Orlando J. Castejón y R. Romero Rincón.: Estudio histoquímico y ultraestructural de la célula hepática en un caso de glucogénesis tipo I. Invest. Clín. 38: 9-49, 1971.

4) Haydée V. Castejón y Orlando J. Castejón.: Application of Alcian Blue and Osmium-Dimethylothylenediamine (Os-DMEDA) in the electronhistochemical study of nerve tissue. Proceedings of Histochemistry. pp. 519-520, 1972.

5) Haydée V. Castejón y Orlando J. Castejón.: Application of Alcian Blue and Os-DMEDA in the electron histochemical study of cerebellar cortex. I. Alcian Blue staining. Simposium on Fine Structure of Cerebellum. Rev. Micr. Elec. Vol. 1, No. 2: 207-226. 1972.

6) Orlando J. Castejón y Haydée V. Castejón.: Application of Alcian Blue and Os-DMEDA in the electron histochemical study of cerebellar cortex. II. Os-SMEDA staining. Simposium on Fine Structure of Cerebellum. Rev. Micr. Elec. Vol. 1, No. 2: 227-238. 1972

7) Haydée V. Castejón y Orlando J. Castejón : Application of Alcian Blue and Osmium-Dimethylothylenediamine (Os-DMEDA) in the electronhistochemical study of nerve tissue. Proc Histochem. pp. 519-520, 1972.

8) Haydée V. Castejón y Orlando J. Castejón. Application of Alcian Blue and Os-DMEDA in the electron histochemical study of cerebellar cortex. I. Alcian Blue staining. Simposium on Fine Structure of Cerebellum. Rev. Micr. Elec. Vol. 1, No. 2: 207-226. 1972.

9) Orlando J. Castejón y Haydée V. Castejón.: Application of   Alcian Blue and Os-DMEDA in the electron histochemical study of cerebellar cortex. II. Os-SMEDA staining. Simposium on Fine Structure of Cerebellum. Rev. Micr. Elec. Vol. 1, No. 2: 227-238. 1972.

10) Orlando J. Castejón, Haydée V. Castejón, Consuelo Valero y María E. Viloria.: Aplicación del método GABOUL al estudio ultracitoquímico de los capilares cerebelosos. Acta Cientif. Venez. Vol. 25 (Sup. 1): 57-58, 1974.

11) Haydée V. Castejón y Orlando J. Castejón : Application of Alcian Blue and Osmium-Dimethylothylenediamine (Os-DMEDA) in the electronhistochemical study of nerve tissue. Proc Histochem. pp. 519-520, 1972.

12) Haydée V. Castejón y Orlando J. Castejón. Application of Alcian Blue and Os-DMEDA in the electron histochemical study of cerebellar cortex. I. Alcian Blue staining. Simposium on Fine Structure of Cerebellum. Rev. Micr. Elec. Vol. 1, No. 2: 207-226. 1972.

13) Orlando J. Castejón y Haydée V. Castejón.: Application of   Alcian Blue and Os-DMEDA in the electron histochemical study of cerebellar cortex. II. Os-SMEDA staining. Simposium on Fine Structure of Cerebellum. Rev. Micr. Elec. Vol. 1, No. 2: 227-238. 1972.

14) Haydée V. Castejón, Orlando J. Castejón y Lourdes Salazar: Demonstración ultracitoquímica de glucosaminoglucanos ácidos sensibles a la hialuronidasa en las fibras musgosas del cerebelo. Acta Cientif. Venez. 24 (Sup. 1): 47, 1973.

15) Orlando J. Castejón, Haydée V. Castejón, María E. Viloria e Indalecio Rivero.: Contribución de Ruthenium Chloride to the ul-tracytochemical study of cerebellar cortex. Proceedings XXXI Reunión Anual. Electron Microscopy Society of America. J. Arcceneau (Ed) New Orleans, USA. 1973, pp. 30-31.

16) Orlando J. Castejón, Haydée V. Castejón, Consuelo Valero y María E. Viloria.: Aplicación del método GABOUL al estudio ultracitoquímico de los capilares cerebelosos. Acta Cientif. Venez. Vol. 25 (Sup. 1): 57-58, 1974.

17) Orlando J. Castejón y Haydée V. Castejón.: The GABOUL method and its contribution to the ultracytochemical study of the cerebellar cortex. Electron Microscopy 1974. J.

V. Sanders and D.J. Goodchild (Eds). Australian Academy of Science. Canberra, Australia. Vol. II, 1974, pp 328-329.

18) Orlando J. Castejón, Haydée V. Castejón, Consuelo Valero y María E. Viloria.: Aplicación del método GABOUL al estudio ultracitoquímico de los capilares cerebelosos. Acta Cientif. Venez. Vol. 25 (Sup. 1): 57-58, 1974.

19) Haydée V. Castejón, Orlando J. Castejón, María E. Viloria and Consuelo Valero.: Ultracytochemical study of mouse cerebellar proteoglycans. Effect of methylation and enzymatic digestions. Proc. II Congreso Latinoamericano de Microscopía Electrónica. Bello Horizonte. Brazil: pp. 32-33, 1974.

20) Orlando J. Castejón and Haydée V. Castejón.: Cytochemistry and ultrastructure of mouse and human cerebellar Golgi cells. Proc. II Congreso Latinoamericano de Microscopía Electrónica. Micros: pp. 34-35, 1974.

21) Consuelo Valero, Orlando J. Castejón, Haydée V. Castejón, María E. Viloria and José Ramón Guzmán.: Electron microscopic study of perifocal edema associated to heman brain tumors. II Congreso Latinoamericano de Microscopia Electrónica. Bello Horizonte. Brazil. pp. 128-129,1974.

22) María E. Vilora, Haydée V. Castejón, Orlando J. Castejón and Consuelo Valero.: Different types of subsurface cisterns in mice and human central nervous systems. Proc. II Congreso Latinoamericano de Microscopia Electrónica. Bello Horizonte. Brazil. pp. 134-135, 1974.

23) Consuelo Valero, Orlando J. Castejón, Haydée V. Castejón, María E. Viloria and José Ramón Guzmán.: Electron microscopic study of perifocal edema associated to heman brain tumors. II Congreso Latinoamericano de Microscopia Electrónica. Bello Horizonte. Brazil. pp. 128-129,1974.

24) María E. Vilora, Haydée V. Castejón, Orlando J. Castejón and Consuelo Valero.: Different types of subsurface cisterns in mice and human central nervous systems. Proc. II Congreso Latinoamericano de Microscopia Electrónica Bello Horizonte. Brazil. pp. 134-135, 1974.

25) María E. Vilora, Haydée V. Castejón, Orlando J. Castejón and Consuelo Valero.: Different types of subsurface cisterns in mice and human central nervous systems. Proc.

II Congreso Latinoamericano de Microscopia Electrónica Bello Horizonte. Brazil. pp. 134-135, 1974.

26) Castejón, Orlando J. and Castejón, Haydée V.: Application of GABOUL method to the ultracytochemical study of mouse blood-brain barrier. Proceedings Electron Microscopy Society of America. pp. 98-99, 1976.

27) Viloria, María E.; Castejón, Haydée V. and Castejón, Orlando J.: Application of Alcian Blue to the submicroscopic study of capillary cells in human brain edema. Revista de Microscopía Electrónica, 3: 144-145, 1976.

28) Castejón, O.J. and Castejón, H.V.: Transmission and scanning electron microscopy and ultracytochemistry of vertebrate and human cerebellar cortex. In "Glial and Neuronal Cell Biology". Ed. Sergey Federoff, pp. 249-258, Alan R. Liss, Inc. New York, 1981.

29) Castejón, O.J.; Castejón, H.V.; Alvarado, M.E.; Montiel, N.J. and Espinoza, J.R.: The cerebellar stellate neurons. A Freeze-fracture and ultrastructural study. Neuroscience Letters. Suppl. 22, 271-272, 1986.

30) Castejón, O.J. and Castejón, H.V.: Electron microscopy and glycosaminoglycan histochemistry of cerebellar stellate neurons. Scanning Microscopy. 1, 681-693. 1987.

31) Castejón, O.J. and Castejón, H.V.: Scanning electron microscopy freeze etching and glycosaminoglycan cytochemical studies of the cerebellar climbing fiber system. Scanning Microscopy, 2, 2181-2193, 1988.

32) Castejón, O.J. y Castejón, H.V. Three-dimensional morphology of cerebellar protoplasmic islands and proteoglycan content in mossy fiber glomerulus: A scanning and transmission electron microscope study. Scanning Microscopy 5(2): 477-494, 1991.

33) Castejón, O.J. y Castejón, H.V. Three-dimensional morphology of cerebellar protoplasmic islands and proteoglycan content in mossy fiber glomerulus: A scanning and transmission electron microscope study. Scanning Microscopy 5(2): 477-494, 1991.

34) Castejón O.J., Castejón H.V., Apkarian R.P. High resolution (SE-1) scanning electron microscopy features of primate cerebellar cortex. Cellular and Molecular Biology, (Paris), 40 (9), 1173-1181, 1994.

35) Castejón O.J. Castejón, H.V., Apkarian R.P. Proteoglycan ultracytochemistry and conventional and high resolution scanning electron microscopy of vertebrate cerebelar parallel fiber presynaptic endings. Cellular and Molecular Biology. (Paris) 40 (6), 795-801, 1994.

36) Orlando J. Castejón, Haydée V. Castejón. Conventional and high resolution scanning electron microscopy of cerebellar Purkinje cells. Biocell, 21 (2) 149-160, 1997

37) Castejón O.J., Castejón H.V., Apkarian R.P. High resolution (SE-1) scanning electron microscopy features of primate cerebellar cortex. Cellular and Molecular Biology, (Paris), 40 (9), 1173-1181, 1994.

38) Castejón O.J. Castejón, H.V., Apkarian R.P. Proteoglycan ultracytochemistry and conventional and high resolution scanning electron microscopy of vertebrate cerebelar parallel fiber presynaptic endings. Cellular and Molecular Biology. (Paris) 40 (6), 795-801, 1994.

39) Castejón O.J. Castejón, H.V., Conventional and high resolution scanning electron microscopy of cerebellar Purkinje cells. Biocell, 21 (2) 149-160, 1997

40) Castejon OJ, Castejon HV, Apkarian RP . Confocal laser scanning, conventional scanning and transmission electron microscopy of vertebrate cerebellar granule cell. Biocell, 25: 235-255. 2000

41) Castejón OJ, Castejón H.V.Oligodendroglial cell behaviour in traumatic oedematous human cerebral cortex. A light and electron microscopic study. Brain Injury, 14, 303-317, 2000.

42) Castejón O.J. Castejón, H.V., and Sims P. Confocal, scanning and transmission electron microscopic study of cerebellar mossy fiber glomeruli. J. Submicrosc. Cytol. Pathol., 32 (2), 247-260, 2000.

43) Castejón O.J. Light microscopy and conventional and high resolution scanning electron microscopy of Golgi cells of vertebrate cerebellum. Biocell (Argentina) 24, 13-30, 2000.

44) Castejón OJ, Castejón H.V.Oligodendroglial cell behaviour in traumatic oedematous human cerebral cortex. A light and electron microscopic study. Brain Injury, 14, 303-317, 2000.

45) Castejón O.J. Castejón, H.V., and Sims P. Confocal, scanning and transmission electron microscopic study of cerebellar mossy fiber glomeruli. J. Submicrosc. Cytol. Pathol., 32 (2), 247-260, 2000.

46) Castejón OJ, Castejón, HV. Correlative microscopy of cerebellar basket cells. Journal Submicroscopic, Cytology and Pathology, 33, 23-32, 2001.

47) Castejón O.J., Apkarian R.P., Castejón H.V. and Alvarado M.V.: Field emission scanning electron microscopy and freeze-fracture transmission electron microscopy of mouse cerebellar synaptic contacts. Journal Submicroscopic Cytology and Pathology, 33, 289-300, 2001.

48) Castejón O.J., Castejón H.V. and Castellano A.: Oligodendroglial cell damage and demyelination in infant hydrocephalus. An electron microscopy study. Journal Submicroscopic Cytology and Pathology. 33, 33-40, 2001.

49) Castejón, OJ., Castejón HV., Diaz M., and Castellano A. Consecutive light microscopy, scanning-transmission electron microscopy and transmisión electron microscopy of traumatic human brain oedema and ischaemic brain damage. Histology and Histopathology. 16,1117-1134, 2001.

50)

51) Castejón O.J. and Castejón, H.V.: Correlative microscopy of cerebellar basket cells. Journal Submicroscopic Cytology and Pathology (Italy) 33, 23-32, 2001.

52)

53) Castejón OJ, Castejón, HV. Correlative microscopy of cerebellar basket cells. Journal Submicroscopic, Cytology and Pathology, 33, 23-32, 2001.

54) Castejón O.J., Apkarian R.P., Castejón H.V. and Alvarado M.V.: Field emission scanning electron microscopy and freeze-fracture transmission electron microscopy of mouse cerebellar synaptic contacts. Journal Submicroscopic Cytology and Pathology, 33, 289-300, 2001.

55) Castejón O.J., Castejón H.V. and Castellano A.: Oligodendroglial cell damage and demyelination in infant hydrocephalus. An electron microscopy study. Journal Submicroscopic Cytology and Pathology. 33, 33-40, 2001.

56) Castejón O.J., Castejón H.V. and Castellano A. Oligodendroglial cell damage and demyelination in infant hydrocephalus. An electron microscopy study. Journal Submicroscopic Cytology and Pathology (Italy), 33, 33-40, 2001.

57) Castejón, OJ., Castejón HV., Diaz M., and Castellano A. Consecutive light microscopy, scanning-transmission electron microscopy and transmisión electron microscopy of traumatic human brain oedema and ischaemic brain damage. Histol. Histopathol (Spain). -1134, 2001.

58) Castejón, OJ., Castejón HV., Diaz M., and Castellano A. Consecutive light microscopy, scanning-transmission electron microscopy and transmisión electron microscopy of traumatic human brain oedema and ischaemic brain damage. Histology and Histopathology. 16,1117-1134, 2001.

59) Castejón OJ, Castejón HV, Díaz M, Sánchez M and Zavala M. A light and electron microscoy study of edematous human cerebral cortex in two patients with post-traumatic seizures. Brain Injury, 16,331-346, 2002.

60) Castejón O.J., Díaz M., Castejón H.V. and Castellano A.: Glycogen-rich and glycogen-depleted astrocytes in the oedematous human cerebral cortex associated with brain trauma, tumours and congenital malformations: an electron microscopy study. Brain Injury, 116,109-132, 2002.

61) Castejón O.J., Dailey, M.E., Apkarian R.P. and Castejón H.V.: Correlative microscopy of cerebellar Bergmann glial cells. J. Submicroscopic. Cytology and Pathology. 34, 131-142, 2002.

62) Castejón O.J. and Castejón H.V. Correlative microscopy of cerebellar intracortical circuits. I. Mossy and climbing fibers. In: Science, Technology and Education of Microscopy. A. Mendez Vilas (Editor). Formatex. Badajoz. España. Noviembre 2002.

63) Castejón, O.J. and Castejón, H.V. Correlative microscopy of cerebellar intrinsic circuits. In: Science, Technology and Education of Microscopy. A. Mendez Vilas (Editor). Formatez. Badajoz. España. Noviembre 2002.

64) Castejón OJ, Castejón HV, Díaz M, Sánchez M and Zavala M. A light and electron microscoy study of edematous human cerebral cortex in two patients with post-traumatic seizures. Brain Injury (England), 16, 331-346, 2002.

65) Castejón O.J., Díaz M., Castejón H.V. and Castellano A.: Glycogen-rich and glycogen-depleted astrocytes in the oedematous human cerebral cortex associated with brain trauma, tumours and congenital malformations: an electron microscopy study. Brain Injury (England), 116,109-132, 2002.

66) Castejón O.J., Dailey, M.E., Apkarian R.P. and Castejón H.V.: Correlative microscopy of cerebellar Bergmann glial cells. J. Submicroscopic. Cytol. Pathol. (Italy), 34, 131-142, 2002.

67) Castejón OJ, Castejón HV, Díaz M, Sánchez M and Zavala M. A light and electron microscoy study of edematous human cerebral cortex in two patients with post-traumatic seizures. Brain Injury, 16,331-346, 2002.

68) 65. Castejón O.J., Díaz M., Castejón H.V. and Castellano A.: Glycogen-rich and glycogen-depleted astrocytes in the oedematous human cerebral cortex associated with brain trauma, tumours and congenital malformations: an electron microscopy study. Brain Injury, 116,109-132, 2002.

69) 66 Castejón O.J., Dailey, M.E., Apkarian R.P. and Castejón H.V.: Correlative microscopy of cerebellar Bergmann glial cells. J. Submicroscopic. Cytology and Pathology. 34, 131-142, 2002.

70) 67. Castejón O.J. and Castejón H.V. Correlative microscopy of cerebellar intracortical circuits. I. Mossy and climbing fibers. In: Science, Technology and Education of Microscopy. A. Mendez Vilas (Editor). Formatex. Badajoz. España. Noviembre 2002.

71) 68. Castejón, O.J. and Castejón, H.V. Correlative microscopy of cerebellar intrinsic circuits. In: Science, Technology and Education of Microscopy. A. Mendez Vilas (Editor). Formatez. Badajoz. España. Noviembre 2002.

Comunicaciones a Congresos

72) Orlando J. Castejón y Haydée V. de Castejón. Fijación del sistema nervioso central del ratón por perfusión vascular con glutaraldehido. XVI Convención Anual ASOVAC. Caracas, Mayo, 1966.

73) 2 Haydée V. Castejón y Orlando J. Castejón. Histoquímica de los mucopolisacáridos ácidos intraneuronales. XVI Convención Anual de ASOVAC. Mayo, 1966. Caracas.

74) 3. Castejón, Haydée V.; Castejón, Orlando J. and Viloria, María E.: Application of GABOUL technique in the electron microscopy study of mouse and human cerebral cortex nerve cells. Histochemistry and Cytochemistry. pp. 69-70, 1970

75) 4. Castejón, Haydée V. y Orlando J. Castejón. Application of Alcian Blue and Osmium Dimethylethylenediamine (Os-DMEDA) in the electron histochemical study of nerve tissue. Invited Speaker. IV Congreso Internacional de Histoquímica. Kyoto, Japón. 20-26 Agosto 1972.

76) Castejón, Haydée V.; Castejón, Orlando J. y Salazar Lourdes. Demostración ultracitoquímica de glucosaminoglucanos ácidos sensibles a la hialuronidasa en las fibras mucosas del cerebelo. XXIII Convención Anual de la ASOVAC. Mérida, 3 al 7 de julio de 1973.

77) Castejón, Orlando J., Castejón, Haydée V. y Salazar, Lourdes. The GABOUL method and its contribution to the ultracytochemical study of the cerebellar cortex. Coloquio Internacional de Histoquímica. Tours, Francia. 1 al 4 julio 1973.

78) . Castejón, Orlando J., Castejón, Haydée V., Viloria, Maria E. y Rivero, Indalecio. Contribution of ruthenium chloride to the ultracytochemical study of cerebellar cortex. XXXI Annual Meeting. EMSA, and VIII Anual Meeting EPASA. New Orleans. Louisiana, U.S.A. 13-17th August. 1973.

79) Morán, Euro, González, Leonte, Castejón, Haydée V. y Castejón, Orlando J. Análisis ultraestructural de la Difenilhidantoina sobre la corteza cerebelosa del ratón. XXIII Convención Anual de la ASOVAC. Mérida 3 al 7 de julio de 1973.

80) González, Leonte, Morán Euro, Castejón, Haydée V. y Castejón, Orlando J. Efecto de la difenilhidantoina sobre la corteza cerebelosa del ratón. X Congreso Internacional de Neurología. Barcelona, España. 8 al 15 de septiembre de 1973.

81) - Castejón, Orlando J. and Castejón, Haydée V. The GABOUL method and its contribution to the ultracytochemical study of the cerebellar cortex.Eigth International Congress on Electron Microscopy. Canberra, Australia, August 25-31th, 1974.

82) .Castejón, Haydée V. y Castejón, Orlando J. Demostración electronocitoquímica de proteoglucanos de la corteza cerebelosa con el método GABOUL. XXIV Convención Anual de la ASOVAC. Maracaibo. 7-11 de octubre de 1974.

83).Castejón, Orlando J., Castejón, Haydée V, Viloria, María E. y Valero, Consuelo. Demostración ultracitoquímica de una cubierta dendrítica en las células de Purkinje y de Golgi de la corteza cerebelosa. XXIV Convención Anual de la ASOVAC. Maracaibo. 7-11 de Octubre de 1974.

84),Castejón, Orlando J., Castejón, Haydée V., Valero, Consuelo y Viloria, María E. Aplicación del método GABOUL al estudio ultracitoquímico de los capilares cerebelosos. XXIV Convención Anual de la ASOVAC. Maracaibo. 7-11 de Octubre de 1974.

85).Castejón, Haydée V., Viloria, María E., Castejón, Orlando J. y Valero, Consuelo. Cisternas superficiales en neuronas y glía del SNC del ratón. XXIV Convención Anual de la ASOCAC. Maracaibo 7-11 de octubre de 1974.

86),Castejón, Orlando J. y Castejón, Haydée V. Modelo de enseñanza de la metodología de la investigación biomédica. V Conferencia Panamericana de Educación Médica. Caraballeda. Venezuela. 4 - 7 de noviembre de 1974.

87)1Castejón, Orlando J. y Castejón, Haydée V. Cytochemistry and Ultrastructure of mouse and human cerebellar Golgi cells. II Congreso Latinoamericano de Microscopía Electrónica. Ribeirao Preto, Sao Paulo, Brasil. December 1-5th, 1974.

6.Castejón, Haydée; Castejón, Orlando J.; Viloria, Maria E. y Valero Consuelo. Ultracyto chemical study of mouse cerebellar proteoglycans. Effect of methylation and enzymatic digestions. II Congreso Latinoamericano de Microscopía Electrónica. Ribeirao Preto. Sao Paulo. Brasil. December 1-5th, 1974.

88)1.Viloria, Maria E.; Castejón, Haydée V.; Castejón, Orlando J. y Valero, Consuelo. Different types of subsurface cisterns in mice and human central nervous system. II Congreso Latinoamericano de Microscopía Electronica. Ribeirao Preto. Sao Paulo. Brasil. December 1-5th, 1974.

89). .Valero, Consuelo; Castejón, Orlando J.; Castejón, Haydée V., Viloria, Maria E.: Electron microscopic study of perifocal edema associated to human brain tumors. II Congreso Latinoamericano de Microscopia Electronica. Riberao Preto. Sao Paulo. Brasil. December 1-5th, 1974.

90) .Castejón, Haydée V.; Castejón, Orlando J. y Viloria, Maria E. Aplicación del azul alcian al estudio submicroscópico de las neuronas de la corteza cerebral humana y de ratón. XXV Convención Anual de la ASOVAC. Caracas, 26-31 de octubre de 1975.

91) . Castejón, Haydée V.; Castejón, Orlando J. and Viloria, Maria E. Application of Gaboul technique in the electron microscopy study of mouse and human cerebral cortex nerve cells. The Fifth International Congress of Histochemistry and Cytochemistry. Bucharest. August 29th to September 3th, 1976.

92) Castejón, Haydée V., Viloria, María E. y Castejón Orlando J.: Presencia de polianiones sulfatados en célullas nerviosas de peces Arius Spixii. Comunicación Preliminar. XXVI Convención Anual de la ASOVAC. Puerto La Cruz, 7 al 13 de noviembre de 1976.

93) Viloria, María E.; Castejón, Haydée V. and Castejón, Orlando J. Application of Alcian Blue to the submicroscopic study of capillary endothelial cell in human brain edema. III Congreso Latinoamericano de Microscopía Electrónica. Santiago (Chile) 22 al 26 de noviembre de 1976.

94) .Castejón, Orlando J.; Castejón, Haydée V. y Martínez, Esther. Diseño de un modelo curricular para curso de postgrado de Magister y Doctorado en Biología Celular y Molecular. IV Congreso Latinoamericano de Microscopía Electrónica y I Congreso Iberoamericano de Biología Celular. Mendoza, Argentina, del 12 al 18 de octubre de 1978.

95) Castejón, Orlando J. y Castejón, Haydée V. Microscopía electrónica de trasmisión, microscopía scanning e histoquímica de las células de Golgi del cerebelo humano. XXIX Convención Nacional de ASOVAC, Barquisimeto, Estado Lara. 25-30 de Noviembre de 1978.

96) Castejón, Orlando J.; Castejón, Haydée V. y Martínez, Esther. Diseño e implementacion de un Curso de Postgrado de Biología Celular y Molecular. XXIX Convención Nacional de ASOVAC. Barquisimeto, Edo. Lara 25-30 de Noviembre de 1979.

97) Castejón, Orlando J. and Castejón, Haydée V.: Transmissión and scanning electron microscopy and ultracytochemistry of vertebrate and human cerebellar cortex. XIth International Congress Anatomy. Quebec. Canada. August, 17-23th, 1980.

98) Castejón, O.J.; Castejón, H.V. y Martínez, A.E.: Diseño e implementación de un curso de postgrado en Biología Celular y Molecular. VIII Encuentro de Oficinas de Educación Médica. Ciudad Guyana, Venezuela. 22-24 Febrero, 1980.

99) Castejón, O.J.; Castejón, H.V.; Alvarado, M.E.; Montiel, N.; Espinoza, J.: The cerebellar stellate neurons. A freeze-fracture and ultracytochemical study by means of TEM and SEM. 9th European Meeting of the European Neuroscience Association. Oxford, London. September 8-12, 1985.

100)   Castejón, O.J.; Castejón, H.V.; Alvarado, M.V.; Montiel, N.J. and Espinoza, J.R.: The cerebellar stellate neurons. A freeze-fracture and ultracytochemical study by means of TEM and SEM. Invited Speaker. Symposium on Scanning Electron Microscopy. New Orleans, U.S.A. May 1-4, 1986.

101)   Orlando J. Castejón, Haydee V. Castejón.: Aplicación de la microscopía electrónica de transmisión y scanning al estudio de la célula de Purkinje del cerebelo de vertebrados. Conferencista Invitado.V Jornadas Científicas de la Facultad de Medicina, 23-27 de septiembre 1991. Maracaibo, Edo. Zulia. XLI Convención Anual de la ASOVAC, 24-29 de noviembre de 1991.

102)   Orlando J. Castejón, Haydee V. Castejón.: Further observations on scanning and transmission electron microscopy of vertebrate cerebellar Purkinje cells. Invited Speaker. Symposium on Scanning Electron Microscopy 1991. Bethesda, Maryland. U.S.A. Mayo 1-5th. 1991

103)   Castejón, O.J.; Apkarian, R. P.; Castejón, H.V.; Sánchez, M.E.; Hernández, S.; Palmar, M.; Valero, C.; Castellano, A.; Caspersen, R.; Montiel, N.; Espinoza, R.: Examination of nerve cell surface with conventional and high-resolution SEM. A correlative study of gold-palladium and chromium coating samples. Scanning Meeting, Orlando, Florida, U.S.A. April, 10-14, 1993.

104)   Castejón, O.J., Castejón, H.V., Díaz, M., Valero, C.: Human traumatic brain edema and cortical synaptic degeneration. 24th Annual Meeting of Society for Neuroscience. Miami, USA, November, 13-18, 1994.

105)   Zavala, M., Montiel, N., Ortega, P., Borregales, L., Molano, N., Méndez, G.N., Urrieta, J.R., Villalobos, P.N., Castejón, O.J., Castejón, H.V.: Valores de aminoácidos

plasmáticos en niños autistas. VII Jornadas Científicas de la Facultad Experimental de Ciencias, LUZ. Julio 1996.

106)	Orlando J. Castejón y Haydée V. Casejón.: The tintorial potentiality of two basic stains in the electron histochemical study of polyanionic compounds in nerve tissue. I. Synaptic region. Acta Histochemica (JENA). 43: 153-163, 1972.

107)	Orlando J. Castejón y Haydée V. Castejón.: Light microscope cytochemistry and ultrastructural study of mouse cerebellar Golgi cells. Revista de Microscopía Electrónica. Vol. I No.1: 162-163, 1972.

108)	Haydée V. Castejón y Orlando J. Castejón.: Application of Alcian Blue and Osmium-Dimethylothylenediamine (Os-DMEDA) in the electronhistochemical study of nerve tissue. Proceedings of Histochemistry. pp. 519-520, 1972.

109)	Haydée V. Castejón y Orlando J. Castejón.: Application of Alcian Blue and Os-DMEDA in the electron histochemical study of cerebellar cortex. I. Alcian Blue staining. Simposium on Fine Structure of Cerebellum. Rev. Micr. Elec. Vol. 1, No. 2: 207-226. 1972.

110)	Orlando J. Castejón y Haydée V. Castejón.: Application of Alcian Blue and Os-DMEDA in the electron histochemical study of cerebellar cortex. II. Os-SMEDA staining. Simposium on Fine Structure of Cerebellum. Rev. Micr. Elec. Vol. 1, No. 2: 227-238. 1972.

111)	Haydée V. Castejón, Orlando J. Castejón y Lourdes Salazar: Demonstración ultracitoquímica de glucosaminoglucanos ácidos sensibles a la hialuronidasa en las fibras musgosas del cerebelo. Acta Científ. Venez. 24 (Sup. 1): 47, 1973.

112)	Orlando J. Castejón, Haydée V. Castejón, María E. Viloria e Indalecio Rivero.: Contribución de Ruthenium Chloride to the ul-tracytochemical study of cerebellar cortex. Proceedings XXXI Reunión Anual. Electron Microscopy Society of America. J. Arcceneau (Ed) New Orleans, USA. 1973, pp. 30-31.

113)	María E. Vilora, Haydée V. Castejón, Orlando J. Castejón and Consuelo Valero.: Different types of subsurface cisterns in mice and human central nervous systems. Proc. II Congreso Latinoamericano de Microscopia Electrónica Bello Horizonte. Brazil. pp. 134-135, 1974.

114) .Castejón, Orlando J. and Castejón, Haydée V.: Application of GABOUL method to the ultracytochemical study of mouse blood-brain barrier. Proceedings Electron Microscopy Society of America. pp. 98-99, 1976.

115) Orlando J. Castejón y Haydée V. Castejón.: The GABOUL method and its contribution to the ultracytochemical study of the cerebellar cortex. Electron Microscopy 1974. J. V. Sanders and D.J. Goodchild (Eds). Australian Academy of Science. Canberra, Australia. Vol. II, 1974, pp 328-329.

116) Orlando J. Castejón, Haydée V. Castejón, Consuelo Valero y María E. Viloria.: Aplicación del método GABOUL al estudio ultracitoquímico de los capilares cerebelosos. Acta Cientif. Venez. Vol. 25 (Sup. 1): 57-58, 1974.

117) Haydée V. Castejón, Orlando J. Castejón, María E. Viloria and Consuelo Valero.: Ultracytochemical study of mouse cerebellar proteoglycans. Effect of methylation and enzymatic digestions. Proc. II Congreso Latinoamericano de Microscopía Electrónica. Bello Horizonte. Brazil: pp. 32-33, 1974.

118) Orlando J. Castejón and Haydée V. Castejón.: Cytochemistry and ultrastructure of mouse and human cerebellar Golgi cells. Proc. II Congreso Latinoamericano de Microscopía Electrónica. Resumos: pp. 34-35, 1974.

119) Consuelo Valero, Orlando J. Castejón, Haydée V. Castejón, María E. Viloria and José Ramón Guzmán.: Electron microscopic study of perifocal edema associated to heman brain tumors. II Congreso Latinoamericano de Microscopia Electrónica. Bello Horizonte. Brazil. pp. 128-129,1974.

120) Viloria, María E.; Castejón, Haydée V. and Castejón, Orlando J.: Application of Alcian Blue to the submicroscopic study of capillary cells in human brain edema. Revista de Microscopía Electrónica, 3: 144-145, 1976.

121) Castejón, O.J. and Castejón, H.V.: Transmission and scanning electron microscopy and ultracytochemistry of vertebrate and human cerebellar cortex. In "Glial and Neuronal Cell Biology". Ed. Sergey Federoff, pp. 249-258, Alan R. Liss, Inc. New York, 1981.

122) Castejón, O.J.; Castejón, H.V.; Alvarado, M.E.; Montiel, N.J. and Espinoza, J.R.: The cerebellar stellate neurons. A Freeze-fracture and ultrastructural study. Neuroscience Letters. Suppl. 22, 271-272, 1986.

123)   Castejón, O.J. and Castejón, H.V.: Electron microscopy and glycosaminoglycan histochemistry of cerebellar stellate neurons. Scanning Microscopy. 1, 681-693. 1987.

124)   Perozo de R. S.; *Castejón, H. V.*, Falque L.: Evaluación nutricional antropométrica en una población preescolar en condiciones de marginalidad. V Jornadas Científicas Facultad de Medicina. Universidad del Zulia. 23-27 Sept. 1991. II Congreso Nacional de Nutrición. 1-4 abril 1991. Maracaibo. Venezuela. . Publicado en Memorias del Congreso.

125)   Perozo de R. S.; *Castejón, H. V.*, Falque L.: Evaluación nutricional antropométrica en niños hospitalizados en el Hospital Raúl Leoni de Maracaibo y su correspondencia con la patología básica de ingreso. V Jornadas Científicas Facultad de Medicina. Universidad del Zulia. 23-27 Sept. 1991. Maracaibo. Venezuela. . Publicado en Memorias del Jornadas.

126)   Falque, L.; Andrade, E.; *Castejón, H. V.*: Evaluación nutricional antropométrica en un Servicio de Educación y Recuperación Nutricional. IX Congreso Latinoamericano de Nutrición. 22-26 Sept. 1991. San Juan, Puerto Rico. . Publicado en Memorias del Congreso.

127)   Méndez de G, N., Urrieta, R., Amaya de C.D., Molano, N., Zavala, M., Valero, C., Isambert, P., De la Cruz, C. y *Castejón, H. V.*: Relación de algunos indicadores antropométricos con el estado nutricional del zinc plasmático en niños desnutridos. X Congreso Latinoamericano de Nutrición. 13-18 Nov. 1994. Caracas. Venezuela. Resumen en Archivos Latinomericanos de Nutrición 44(3): 145, 1994.

128)   Venencia, I., Medrano de M., I., Méndez Gil N., *Castejón, H. V.*: Estudio de la talla baja en preescolares de la etnia guajira. VII Jornadas Científicas Fac. de Medicina. Universidad del Zulia. 23-27 julio, 1995. Maracaibo. Venezuela. Invest. Clin. 36:74. 1995.

129)   Andrade, E.; Molano. N.C.; *Castejón, H. V.*; Falque, L.M. y Pirela, L.: Recuperación nutricional de niños con la administración ambulatoria de un suplemento alimentario (LACTOVISOY). III Jornadas Científicas de la Facultad de Medicina-Universidad del Zulia. 21 al 25 de septiembre de 1987. Maracaibo. Venezuela. Publicado en Memorias Jornadas.

130) Andrade, S.E.; Molano, N.C.; *Castejón, H. V.*; Falque, M.L. y Pirela, L.: Recuperación nutricional de niños desnutridos con la administración ambulatoria de un suplemento alimentario (LACTOVISOY). XXXVII Convención Anual de ASOVAC. 22-27 de noviembre de 1987. Maracaibo. Venezuela. Acta Científ. Venez. 38:216, 1987.

131) *Castejón, H. V.*: Funcionamiento e importancia de un Servicio de Educación y Recuperación Nutricional. <u>Conferencia.</u> Taller de Actualización en Desnutrición Infantil. 18-22 marzo 1990. Maracaibo. Venezuela.

132) *Castejón H. V.* Oportunidades de acción del nutricionista en los programas de investigación en salud. <u>Conferencia.</u> II Jornadas Científicas del Colegio de Nutricionista de Venezuela. Seccional Zulia. "Dr. Francisco Solano Nava". Maracaibo 29 septiembre - 4 de octubre 1997.

133) Castejón, H.V. Monitoreo de la efectividad de los programas alimentarios para el pre-escolar y escolar de condición marginal. <u>Conferencia.</u> IV Jornadas Científicas Colegio Nutricionistas - Dietistas de Venezuela seccional Zulia. "Lic. Yolanda Henriquez de Gonzalez". Maracaibo 22 - 23 de julio de 1999.

134) Castejón, H.V. Evaluación y monitoreo de los Programas de intervención nutricional. <u>Conferencia</u> en el Simposium "Programas de intervención nutricional para la infancia en el Estado Zulia". Estado Actual y nuevas alternativas. Coordinadora Dra. Haydée V. Castejón. IX Jornadas científicas de la Facultad de Medicina - LUZ. Maracaibo, 20 al 24 de Septiembre de 1999.

135) Mora de Suárez, A. ; *Castejón, H. V.* ; Soto, D. ; Villarroel M. ; Moreno, M. ; Andrade, E. ; Gil, N.M. : Agravamiento de la desnutrición infantil detectado en consulta de despistaje Hospital Chiquinquirá de Maracaibo. V Jornadas Científicas Facultad de Medicina. Universidad del Zulia. 23-27 Sept. 1991. Maracaibo. Venezuela. Publicado en Memorias Jornadas.

136) *Castejón H. V.* Malnutrición Infantil. Sus efectos sobre el desarrollo de nuestros niños. <u>Conferencia.</u> VIII Jornadas Científicas Facultad de Medicina. Universidad del Zulia. Maracaibo 20 -24 de Octubre de 1997.

137) *Castejón H. V.* Algunas orientaciones sobre la prevención de la desnutrición. <u>Conferencia</u> en el Foro "Perfil epidemiológico del Estado Zulia". IV Jornadas Científicas XXX Aniversario de la Escuela de Nutrición y Dietética Facultad de

Medicina - LUZ. Maracaibo, 28 de Junio al 02 de Julio de 1998. Publicado en Libro Nutrición y Calidad de Vida. Ediluz (Ed) 155 - 157, 1998.

138)   Gómez G; Ortega P; Alvarado N; Pérez M; **Castejón H.V.** Reserva calórica y proteica en una población infantil marginal del Estado Zulia de acuerdo a medidas braquiales. IX Jornadas Científicas de la Facultad de Medicina - LUZ. Maracaibo, 20 al 24 de Septiembre de 1999. Investigación Clínica 40(Supl 2): 149, 1999.

139)   Gómez G; Ortega P; Alvarado N; Pérez M; Amaya D; Díaz ME; **Castejón H.V.** Deficit nutricional antropométrico en una población infantil del Estado Zulia con alta inseguridad alimentaria. IX Jornadas Científicas de la Facultad de Medicina - LUZ. Maracaibo, 20 al 24 de Septiembre de 1999. Investigación Clínica 40(Supl 2): 146 - 147, 1999.

140)   Molano NC, **Castejón HV**, Ortega P, Castejón OA. Evaluación de las condiciones de ingreso y egreso de niños desnutridos sujetos a recuperación nutricional integral en el servicio de educación y recuperación nutricional (SERN) del Hospital Chiquinquirá – Instituto Nacional de Nutrición (INN) en Maracaibo – Venezuela. XII Congreso de la Sociedad Latinoamericana de Nutrición. Ciudad de Buenos Aires-Argentina, del 12 al 16 de noviembre del 2000. Libro de Resúmenes EN 2000.

141)   Zambrano de Rodríguez, N.; Katiyar, V.; ***Castejón, H. V.***; González, S. y Andrade, C.: Niveles de excreción urinaria de glucosaminoglucanos y creatinina en niños desnutridos. XXXVI Convención Anual de ASOVAC. 16-21, noviembre 1986. Valencia. Edo. Carabobo. Venezuela. Acta Científ. Venez. 37: 1986.

142)   Amaya, D.; Katiyar, V.: ***Castejón, H. V.*** y Alvarado, M.E.: Valores de excreción de glucosaminoglucanos en orina de niños con retardo mental. III Jornadas Científicas de la Facultad de Medicina-Universidad del Zulia. 21 al 25 de septiembre de 1987. Maracaibo. Venezuela. Publicado en Memorias Jornadas.

143)   Katiyar V.N., ***Castejón, H. V.***, Zambrano N., Urrieta J.; Alvarado, M.E. Identificación y cuantificación de glucosaminoglucanos (GAG) urinarios en niños desnutridos de Maracaibo. XXXVII Convención Anual ASOVAC 22-27 Nov. 1988. Maracay. Venezuela. Acta. Científ. Venez. 39:152, 1988.

144)   Zambrano, de R.N.; ***Castejón, H. V.***; Falque, L.; Niveles de excreción urinaria de glucosaminoglucanos en niños desnutridos. IX Congreso Latinoamericano de

Nutrición. 22-26 Sept. 1991. San Juan, Puerto Rico. . Publicado en Memorias del Congreso.

145)   Hudats, N., Higuera. N; *Castejón, H.V.*; Katiyar V., Méndez de Gil N.: Niveles de excreción urinaria de proteínas en niños normales y desnutridos de Maracaibo. XXXVII Convención Anual de ASOVAC. 22-27 de noviembre de 1987. Maracaibo. Venezuela. Acta Científ. Venez. 38:215, 1987.

146)   Marcucci, L.; Landaeta, M.; Ferrer, M; Pirela, I.; Andrade, E.; Molano, N. y *Castejón, H. V.*: Desarrollo intelectual y habilidades sociales en niños de condición socieconómica baja. Su relación con el estado nutricional. III Jornadas Científicas de la Facultad de Medicina, Universidad del Zulia. 21 al 25 de septiembre de 1987. Maracaibo. Venezuela. Publicado en Memorias Jornadas.

147)   Molano, N.C.; Ramírez, H. ; *Castejón, H.V.* ; Soto H.P. Andrade E. ; Boscán L. Niveles plasmáticos de inmunoglobulinas y complemento sérico en niños desnutridos de Maracaibo. XXXVII Convención Anual de ASOVAC. 22-27 de noviembre de 1987. Maracaibo. Venezuela. Acta Científ. Venez. 38:198, 1987.

148)   Molano, N., Urrieta, R., Méndez de Gil, N.; Zavala, M.; Valero, C.; Atencio, T.; *Castejón, H. V.*: Importancia del análisis de aminoácidos plasmáticos en la recuperación nutricional. Prueba Piloto. VII Jornadas Científicas Fac. de Medicina. Universidad del Zulia. 20-24, Sept. 1993. Maracaibo. Venezuela. . Publicado en Memorias Jornadas

149)   Amaya, D., Méndez, N., Urrieta, R., Molano, N., Zavala, M., Valero, C., Ferrer, A., Moreno, L., Tineo, A., *Castejón, H. V.*: Niveles de zinc plasmático en una población infantil marginal de Maracaibo. Prueba piloto. VII Jornadas Científicas Fac. de Medicina. Universidad del Zulia. 20-24, Sept. 1993. Maracaibo. Venezuela..

150)   Amaya de C.D., Urrieta, R., Méndez de G.N.; Molano, N., Valero, C., Ramos, M., Isambert, P., Atencio, T., *Castejón, H. V.*, Niveles de Zinc plasmático en una población infantil marginal de Maracaibo. X Congreso Latinoamericano de Nutrición. Caracas 13-18 Nov., 1994. Resumen en Archivos Latinoamericanos de Nutrición 44(3): 33S, 1994. Caracas. Venezuela.

151)   Ortega, P., Méndez de Gil, N., Medrano de M., I, Suárez, A., Venencia, I., Urrieta, J.R., Ramos, M., Valero, C., *Castejón, H. V.*: Valores de aminoácidos plasmáticos en

una población infantil urbana marginal y de clase media. VII Jornadas Científicas Fac. de Medicina. Universidad del Zulia. 23-27 julio, 1995. Maracaibo. Venezuela. Invest. Clin. 36:137-138. 1995.

152)   Ortega, P., Méndez Gil, N., Medrano, I.; Atencio, T., Venencia, I., Urrieta, J.R., ***Castejón, H. V.***: Valores de aminoácidos plasmáticos en niños con diferentes grados de desnutrición. VII Jornadas Científicas Fac. de Medicina. Universidad del Zulia. 23-27 julio, 1995. Maracaibo. Venezuela. Invest. Clin. 36:139. 1995.

153)   Ortega, P., Méndez, N., Urrieta, J., Medrano I., Venencia, I., ***Castejón, H. V.***: Utilidad del indicador relación de aminoácidos no esenciales/esenciales (ANE/AE) en la detección de estadios tempranos de desnutrición protéico energética. XLVI Convención Anual ASOVAC. 17 al 22 de noviembre de 1996. Barquisimeto. Venezuela. Acta Cient. Venez. Supl. 1, 202, 1996.

154)   Ortega, P., Méndez, N., Urrieta, J., Medrano, I., Venencia, I., ***Castejón, H. V.***: Relación del estado nutricional de una población infantil con sus valores de aminoácidos plasmáticos. XLVI Convención Anual ASOVAC. 17 al 22 de noviembre de 1996. Barquisimeto. Venezuela. Acta Cient. Venez. Supl. 1, 202, 1996.

155)   *Castejón H. V.*, Ortega, P., Méndez, N., Urrieta, J. Relación molar de aminoácidos (AA) plasmáticos como índice de detección precoz de malnutrición protéica. VIII Jornadas Científicas Facultad de Medicina. Universidad del Zulia. Maracaibo 20 -24 de Octubre de 1997. Investigación Clínica 38(Supl 1): 84, 1997.

156)   Ortega, P., van Gelder, N.M., *Castejón, HV.,* Gil, N.M., Urrieta, J.R. Socio-economic condition could affect plasma amino acid values in venezuelan children population. XI Congreso de la Sociedad Latinoamericana de Nutrición "Dr. Abraham Horwizt". Ciudad de Guatemala - Guatemala. 9 - 15 de Noviembre de 1997. Memorias en Archivos Latinoamericanos de Nutrición (Supl 1997).

157)   Ortega, P., *Castejón, HV.,* Méndez de Gil N., Medrano I., Urrieta, J.R. Imbalance de la valina plasmática como indicador temprano de malnutrición. XLVII Convención anual de AsoVAC. Valencia 16 - 21 de Noviembre de 1997. Acta Cientifica Venezolana (Supl. 1): 156, 1997.

158)   Amaya de C., D., Urrieta, R., Gil, N.M., Molano, M.C., Medrano, I., *Castejón, H. V.*: Valores de Zinc plasmático en una población infantil marginal de Maracaibo, Venezuela. Archivos Latinoamericanos de Nutrición, 47 (1): 23 - 28, 1997..

159)   Marquez, E., Castejón HV., Rangel, L., Medrano, I., Gómez, G., Hernández, D., Espina, D. Bebida nutritiva PTU. Medición de aceptación y tolerancia. Parque Tecnológico Universitario del Zulia. Maracaibo septiembre de 1997.

160)   Marquez, E., León, N., Castejón HV., Rangel, L., Barboza, Y. Formulación y ensayo industrial de una bebida de larga duración con la empresa Sur del Lago. Parque Tecnológico Universitario del Zulia. Maracaibo diciembre de 1997.

161)   Márquez E., Benítez, B., Méndez de G. N., Rangel L., Medrano I., Venencia I., Izquierdo P., Romero R., y *Castejón H.V.* Caracteristicas nutricionales de una galleta formulada con plasma sanguíneo de bovino como principal fuente protéica. Archivos Latinoamericanos de Nutricion 48 (3): 250 - 255,1998.

162)   Rangel, L., León, N., Castejón, HV. Marquez, E., Benitez, B., Barboza, Y. Formulación y evaluación químico nutricional de un alimento infantil esterilizado, a base de aislado de soya, lactosuero y leche, para los programas nutricionales sociales. IX Jornadas Científicas de la Facultad de Medicina - LUZ. Maracaibo, 20 al 24 de Septiembre de 1999. Investigación Clínica 40(Supl 2): 147 - 148, 1999.

163)   Ortega, P., van Gelder, N.M., *Castejón, HV.,* Gil, N.M., Urrieta, J.R. Aminoácidos plasmáticos como potenciales marcadores de malnutrición infantil. <u>Conferencia.</u> Trabajo ganador del premio "Dr. Francisco Solano Nava". Edición 1998. IV Jornadas Científicas XXX Aniversario de la Escuela de Nutrición y Dietética Facultad de Medicina - LUZ. Maracaibo, 28 de Junio al 02 de Julio de 1998.

164)   Ortega, P., Castejón, H.V., Méndez de Gil, N., Medrano, I., Venencia, I., Urrieta., J. Estudio comparativo de los valores de aminoácidos plasmáticos entre pre-escolares de la raza Goajira y no Goajira en Maracaibo. Prueba piloto. XLVIII Convención anual de AsoVAC - 1998. Maracaibo, 9 al 13 de Noviembre de 1998.

165)   Ortega, P., van Gelder, N.M., *Castejón, HV*, Gil, N.M., Urrieta, J.R. Imbalance of individual plasma amino acids relative to valine and taurine as potential markers of childhood malnutrition. Nutritional Neuroscience 2:163 -173, 1999.

166) Ortega, P., Gómez, G., Alvarado, N., Pérez, M., León de Yordi, L., *Castejón, H.V.* Valores hematológicos en pre-escolares marginales beneficiarios o no de programa nutricional complementario. IX Jornadas Científicas de la Facultad de Medicina - LUZ. Maracaibo, 20 al 24 de Septiembre de 1999. Investigación Clínica 40 (Supl 2) : 146, 1999.

167) Ortega, P., Gómez, G., Díaz, M.E.., Amaya, D., Castejón, H.V. Anemia por deficiencia de hierro y deficiencia sub-clínica de vitamina A en una población pre-escolar marginal del Estado Zulia, Venezuela. (Iron deficiency anemia and sub-clinical deficiency of vitamin A in a marginal pre-school population of Zulia State, Venezuela). IL Convención anual de AsoVAC - 1999. Maracay, 14 al 19 de Noviembre de 1999. Acta Científica Venezolana, 50, Suppl. 2, pag. 231, 1999.

168) Estudio nutricional Integral y análisis de la efectividad nutricional del programa alimentario aplicado a los niños en edad pre-escolar que asisten al Comedor de la Fundación Santa Ana, Municipio Maracaibo, Estado Zulia. Responsables: Dr. Pablo Ortega, Lic. Gisela Gómez. Asesora: Dra. Haydée V. Castejón. Mayo 1999.

169) Estudio nutricional integral de los niños que asistente al Pre-escolar "Romulo Gallegos I", Municipio Maracaibo, Estado Zulia. Responsables: Dr. Pablo Ortega, Lic. Gisela Gómez. Asesora: Dra. Haydée V. Castejón. Mayo 1999

170) Díaz, M.E., Amaya, D, Ortega, P., Gómez, G., Alvarado, N., Ramos, M., Castejón, H.V. Estado nutricional de vitamina A en una población pre-escolar marginal del Estado Zulia mediante estudio de citología de impresión conjuntival.. IX Jornadas Científicas de la Facultad de Medicina - LUZ. Maracaibo, 20 al 24 de Septiembre de 1999. Investigación Clínica 40(Supl 2) : 148 - 149, 1999.

171) Amaya, D. , Diaz, ME., Gómez, G.,Ortega, P., Ramos, M. , Castejón, HV. Prevalencia de deficiencia sub-clínica de vitamina A y desnutrición en una población pre-escolar del Estado Zulia, Venezuela. (Prevalence of sub-clinic vitamin A deficiency and malnutrition in preschool children of Zulia State, Venezuela. IL Convención anual de AsoVAC - 1999. Maracay, 14 al 19 de Noviembre de 1999. Acta Científica Venezolana, 50, Suppl. 2, 1999.

172) Ortega P, *Castejón HV*, Amaya D, Gómez G, Urrieta JR, Díaz ME. Factores de riesgo condicionantes de deficiencia sub-clínica de vitamina A en una población infantil

marginal de Maracaibo-Venezuela. XII Congreso de la Sociedad Latinoamericana de Nutrición. Ciudad de Buenos Aires-Argentina, del 12 al 16 de noviembre del 2000. Libro de Resúmenes EN 224, 2000.

173) Amaya D, *Castejón HV*, Ortega P, Gómez G, Urrieta JR, Díaz ME. Estado nutricional de la vitamina A en una población infantil marginal de Maracaibo Estado Zulia - Venezuela. XII Congreso de la Sociedad Latinoamericana de Nutrición. Ciudad de Buenos Aires-Argentina, del 12 al 16 de noviembre del 2000. Libro de Resúmenes EN 66, 2000.

174) Ortega P, *Castejón HV,* Amaya D, Urrieta JR, Gómez G, Díaz M, Ramos M y Lobo P. Es la anemia un buen predictor de deficiencia de vitamina A (DVA) o es la DVA buen predictor de anemia? L Convención Anual de AsoVAC. Caracas, 19 al 24 de Noviembre del 2000. Acta Cient. Venez. 51. Supl 2: 157, 2000.

175) Amaya D, *Castejón HV*, Ortega P, Urrieta JR, Gómez G, Lobo P, Díaz M. Valores séricos de vitamina A en una población infantil marginal del área de Maracaibo, Venezuela. L Convención Anual de AsoVAC. Caracas, 19 al 24 de Noviembre del 2000. Acta Cient. Venez. 51. Supl 2: 157, 2000.

176) *Castejón HV*, Ortega P, Amaya D, Urrieta JR, Gómez G, Díaz M, Ramos M y Lobo P. Citología de impresión conjuntival (CIC) versus retinol sérico para detectar deficiencia subclínica de vitamina A en niños marginales de Maracaibo. L Convención Anual de AsoVAC. Caracas, 19 al 24 de Noviembre del 2000. Acta Cient. Venez. 51. Supl 2: 158, 2000.

177) **Castejón OJ, Apkarian RP, Castejón HV. Field emission scanning electron microscopy and** freeze-fracture transmission electron microscopy of mouse cerebellar synaptic contacts. Annual Meeting Society for Neuroscience. New Orleans. USA. Noviembre, 4-11, 2000.

178) **.Castejón OJ, Apkarian RP, Castejón HV. Field emission scanning electron microscopy and** freeze-fracture transmission electron microscopy of mouse cerebellar synaptic contacts. Annual Meeting Society for Neuroscience. New Orleans. USA. Noviembre, 4-11, 2000.

179) Rangel L., León N., *Castejón H.V.* Barboza Y., Zarraga I., Gómez G., Medrano I., Márquez E., Formulación y evaluación química – nutricional de un alimento

esterilizado con base en aislado de soya, lactosuero y leche destinado a la población escolar. Anales Venezolanos de Nutricion 13: 181 - 187, 2000.

180) *Castejón HV*, Amaya D, Ortega P, Gómez G, Urrieta JR y Lobo P. Estado nutricional antropométrico y deficiencia de vitamina A en niños del Estado Zulia. X Jornadas Científicas de la Facultad de Medicina. Maracaibo, 29 de Octubre al 2 de Noviembre de 2001. Investigación Clínica 42 (Supl. 2): 129 - 130, 2001.

181) .Ortega P., *Castejón HV*., Argotte M., Bohórquez L., Gómez G., Urrieta JR. Variaciones gestacionales en la concentración de aminoácidos plasmáticos en adolescentes saludables de Maracaibo, Venezuela. LI Convención Anual de AsoVAC. San Cristobal, 18 al 23 de Noviembre del 2001. Acta Cient. Venez. 52. Supl 3: 192, 2001.

182) Ortega P., *Castejón HV*., Argotte M., Bohórquez L., Gómez G., Urrieta JR. Perfil de aminoácidos plasmáticos en una población de adolescentes con nutrición adecuada, de Maracaibo, Venezuela. LI Convención Anual de AsoVAC. San Cristobal, 18 al 23 de Noviembre del 2001. Acta Cient. Venez. 52. Supl 3: 194, 2001.

183) Ortega P, *Castejón HV*, Gómez G, Castejón C, Vargas V, Prevalencia de anemia en gestantes a término de Maracaibo. Efectos sobre el recién nacido X Jornadas Científicas de la Facultad de Medicina. Maracaibo, 29 de Octubre al 2 de Noviembre de 2001. Investigación Clínica 42 (Supl. 2): 88, 2001.

184) Ortega P, *Castejón HV*, Gómez G, Castejón C, Vargas V. Paridad y anemia materna en una muestra de gestantes de Maracaibo. Efectos sobre el neonato. X Jornadas Científicas de la Facultad de Medicina. Maracaibo, 29 de Octubre al 2 de Noviembre de 2001. Investigación Clínica 42 (Supl. 2): 88 - 89, 2001.

185) Bohórquez L, Gómez G, Mejías L, Ortega P, Chirinos M, *Castejón HV*. Evaluación nutricional de adolescentes femeninas de Maracaibo. LIII Convención Anual de AsoVAC. Maracaibo, 25 al 29 de Noviembre del 2003. *Castejón HV*, Ortega P, Díaz ME, Amaya D, Gómez G, Ramos M, Alvarado ME, Urrieta JR. Prevalencia de deficiencia subclínica de vitamina A y desnutrición en niños marginales de Maracaibo – Venezuela. Arch Latinoamer Nutr 51, 25 – 32, 2001.

186)   Gómez G, Ortega P, Urrieta JR, *Castejón HV*. Porcentaje de adecuación de ingesta diaria de vitamina A en una población infantil marginal del Estado Zulia. Relación con la deficiencia de vitamina A. X Jornadas Científicas de la Facultad de Medicina. Maracaibo, 29 de Octubre al 2 de Noviembre de 2001. Investigación Clínica 42 (Supl. 2): 145, 2001.

187)   Amaya D, Castejón *HV*, Ortega P, Gómez G, Urrieta JR y Lobo P. Hipovitaminosis A en una muestra de niños marginales del Estado Zulia. factores predisponentes. X Jornadas Científicas de la Facultad de Medicina. Maracaibo, 29 de Octubre al 2 de Noviembre de 2001. Investigación Clínica 42 (Supl. 2): 142, 2001.

188)   Castejon HV. Programa de suplementación nutricional con vitamina A. Presente y futuro. <u>Conferencia.</u> Simposio Actualización en el manejo de deficiencias de micronutricientes. X Jornadas Cientificas, Facultad de Medicina, Universidad del Zulia. Maracaibo, 2 de Noviembre 2001.

189)   Castejon HV. Sugerencia para la aplicación de programas alimentarios para el pre-escolar y escolar de condición marginal. <u>Conferencia.</u> Mesa Redonda, Desnutrición y Experiencias en los programas de Educación y Recuperación Nutricional. XLVIII Asamblea Anual y Jornadas Cientificas de la Sociedad Venezolana de Salud Pública. Maracaibo, 30 de Noviembre 2001

190)   Ortega p., *Castejón HV*., Gómez G., Ocando M., Molano N. Prevalencia de anemia y déficit de hierro en pre-escolares de Maracaibo, Venezuela. LII Convención Anual de AsoVAC. Barquisimeto, 17 al 22 de Noviembre del 2002. Acta Cient. Venez. 53. Supl 1: 29, 2002.

191)   Amaya-Castellano D. *Viloria Castejon H.,* Ortega P., Gomez G., Urrieta JR. Lobo P., Estevez J. Deficiencia de Vitamina A y estado nutricional antropométrico en niños marginales urbanos y rurales en el Estado Zulia, Venezuela. Investigación Clínica, 43:89-105, 2002.

192)   *Castejón HV*., Castejón JA., Ortega P., Amaya D., Gómez G., Leal J., Molano N. Eficacia de un suplemento nutricional en la corrección de deficiencia subclínica de vitamina A en pre-escolares de Maracaibo, Venezuela. LII Convención Anual de AsoVAC. Barquisimeto, 17 al 22 de Noviembre del 2002. Acta Cient. Venez. 53. Supl 1: 28, 2002

193) Leal J, *Castejón HV,* Romero T, Ortega P, Gómez G. Disminución de la concentración sérica de interleucina 10 en pre-escolares con deficiencia subclínica de vitamina A. XIII Congreso Latinoamericano de Nutrición "Nutrición para toda la vida". Ciudad de Acapulco – México, del 09 al 13 de noviembre del 2000. Archivos Latinoamericanos de Nutrición. 2003.

194) *Castejón HV*, Ortega P, Amaya D, Gómez G, Leal J. Prevalencia de anemia, deficiencia de vitamina A y déficit de talla y peso en niños de comunidades marginales de Maracaibo, Venezuela. LIII Convención Anual de AsoVAC. Maracaibo, 25 al 29 de Noviembre del 2003.

195) Ortega P, *Castejón HV*, Amaya D, Gómez G, Leal J. Perfil antropométrico e índices eritrocitarios en pre-escolares con anemia y deficiencia de vitamina A. LIII Convención Anual de AsoVAC. Maracaibo, 25 al 29 de Noviembre del 2003.

196) Leal J, Rodríguez M, *Castejón HV*, Ortega P, Gómez G, Amaya D. Anemia en niños eutróficos parasitados por *giardia lamblia.* LIII Convención Anual de la AsoVAC. Maracaibo, del 25 al 29 de Noviembre de 2003.

197) Leal J, Rodríguez M, *Castejón HV*, Ortega P, Gómez G, Amaya D. Anemia y parasitosis intestinal en niños de Maracaibo-Venezuela LIII Convención Anual de la AsoVAC. Maracaibo, del 25 al 29 de Noviembre de 2003.

198) Gómez G, Leal J, Ortega P, Amaya D, *Castejón HV*. Deficiencia de vitamina A en niños de comunidades marginales de Maracaibo. Evaluación dietética. LIII Convención Anual de AsoVAC. Maracaibo, 25 al 29 de Noviembre del 2003.

199) Mejía L, Gómez G, Bohórquez L, Ortega P, Leal J, *Castejón HV.* Evaluación dietética de adolescentes embarazadas de Maracaibo Venezuela. LIII Convención Anual de AsoVAC. Maracaibo, 25 al 29 de Noviembre del 2003.

200) Ortega P., *Castejón HV.,* Argotte M., Gómez G., Bohorquez L., Urrieta JR. Perfil de aminoácidos plasmáticos en adolescentes saludables embarazadas de Maracaibo, Venezuela. Arch Latinoamer Nutr. 53 (2): 157-164.2003.

201) Ortega P, *Castejón HV,* Leal J, Mejía L, Chirinos N. Anemia y deficiencia de hierro en adolescentes embarazadas de Maracaibo – Venezuela. XIII Congreso de la Sociedad Latinoamericana de Nutrición. Ciudad de Acapulco – México, del 09 al 13 de noviembre del 2000. Archivos Latinoamericanos de Nutrición. 2003.

202)	*Castejón HV*, Ortega P, Amaya D, Gómez G, Leal J. Co-existence of anemia, vitamin A deficiency and growth retardation among children 24 – 84 months old in Maracaibo, Venezuela. Nutritional Neuroscience. 7(2): 113-119. 2004

203)	Leal J, *Castejón HV*, Romero T, Ortega P, Gómez G, Amaya D, Estévez J. Valores séricos de citocinas en niños con desordenes por deficiencia de vitamina A. Invest. Clin. 45(3): 243 – 256. 2004.

204)	Leal J., *Castejón HV*, Romero T, Ortega P, Gómez G, Amaya D. Serum values of interleukin 10 appear diminished in children with vitamin A deficiency disorders. XXII IVACG Meeting Vitamin A and The Common agenda for micronutrients. Lima, Peru, del 15 al 17 de Niviembre 2004.

205)	*Castejón HV*, Ortega P, Amaya D, Gómez G, Leal J. Co-existence of anaemia, vitamin a deficiency and growth retardation among children 24-84 months old in Maracaibo, Venezuela. XXII IVACG Meeting Vitamin A and The common Agenda for micronutrients. Lima, Peru, del 15 al 17 de Niviembre 2004.

Más de un centenar de publicaciones, a menudo en colaboración con su esposo el Dr. Orlando Castejón, le   permitieron continuar sus publicaciones originales en Acta Histochemica, (Alemania) Journal of Histochemistry and Cytochemistry (USA), Histochemie (Francia), Cell and Molecular Biology (Paris),   Journal Submicroscopic Cytology and Pathology (Italia), Revista de Microscopía Electronica (Venezuela), Biocell (Argentina), Journal of Neuroscience Research (USA, International Journal of Developmental Neuroscience (England), Neuroscience Letters (USA), Scanning Microscopy (USA), Scanning (USA) Histology and Histopathology (España), Revista Española de Neurología (Madrid), Trabajos del Instituto Cajal (Madrid), and and Brain Injury (USA).

A partir de la década de los noventa, inicia la aplicación de sus investigaciones fundamentales al estudio de la desnutrición infantil, al descubrir que los niños desnutridos no tenían los niveles de proteínas para conjugar con los proteoglicanos. Así, funda con un grupo interdisciplinario de más de veinte profesionales, formado por investigadores, pediatras, nutricionistas y sicólogos, el Servicio de Nutrición del Hospital Chiquinquirá de Maracaibo. Donde realiza investigación clínica en los niños desnutridos hospitalizados, y en consulta. Posteriormente organiza además el Laboratorio de Desnutrición Infantil en el Hospital de Especialidades Pediátricas de Maracaibo, donde trabaja con sus más recientes discípulos, los Drs. Pablo Ortega y Jorimar Leal. Ambas instituciones adscritas al Instituto de Investigaciones Biológicas. De este nuevo programa de investigación se originan notables publicaciones, altamente apreciadas por la Organización Mundial de la Salud en Ginebra, y publicadas en revistas, tales como Nutritional Neuroscience (USA), Anales Venezolanos de Nutrición y Archivos Latinoamericanos de Nutrición e Investigación Clínica (Venezuela).

Durante su carrera académica recibió numerosas distinciones y premios, entre los cuales cabe mencionar: Orden al Mérito Universitario Dr. Jesús Enrique Losada, Orden Andrés Bello, Distinción a la Mujer Creativa del Zulia, Premio Dr Francisco Solano Nava, Premio Honor al Mérito Científico de Fundacite Zulia, Profesor Meritorio del CONABA, e Investigador Nivel III de la Fundación Programa de Promoción del Investigador del Ministerio de Ciencia y Tecnología de Venezuela.

Por decisión del Consejo de la Faculta de Medicina y del Consejo Universitario de LUZ su nombre junto con el de su esposo fueron designados para honrar el nombre del Instituto de Investigaciones Biológicas de la Facultad de Medicina de LUZ. Al momento de su muerte, la Dra Castejón estaba siendo nominada al Premio Loreal de la Mujer en Ciencias de la UNESCO en Paris.

Participó activamente en la fundación y el desarrollo de las Sociedades Científicas en Venezuela y Latinoamérica: Asociación Venezolana para el Avance de la Ciencia. Capítulo Zuliano (1967), Sociedades Venezolana y Latinoamericana de Microscopía Electrónica (1972), Sociedad Venezolana de Histoquímica y Citoquímica (1982), Federación Iberoamericana de Histoquímica y Citoquímica (1989-1992), Sociedad Venezolana de Neurociencias, asi como también tuvo participación activa en la Comisión Organizadora de los Congresos de estas Sociedades, en las cuales figuró como Presidente. Participó además en el desarrollo y fomento de las Comisiones técnicas de los organismos de política científica en Venezuela, tales como El Conicit (Caracas), (1973-1979)), Consejo de Desarrollo Científico y Humanístico de LUZ (1988-1990), Fundacite Zulia, Consejo de la Facultad y Consejo Técnico de Postgrado de la Facultad de Medicina de LUZ (1984-1992).

Ejerció una amplia actividad docente en el área de postgrado y de investigación actuando como tutora en más de 27 tesis de grado y de postgrado. Fundó una verdadera escuela de investigación a través de la formación de un grupo de más de cuarenta investigadores y profesionales asociados para las Universidades Venezolanas. Con su muerte la comunidad científica venezolana e internacional pierde a una de sus líderes más notables y uno de sus valores humanos más destacados. La Dra. Haydée Viloria de Castejón constituye un ejemplo para la juventud estudiosa latinoamericana, una mujer de ciencia universal y una figura espiritual y religiosa excepcional.

Capitulo XII

Semblanza de la Dra. Haydee Viloria de Castejón.

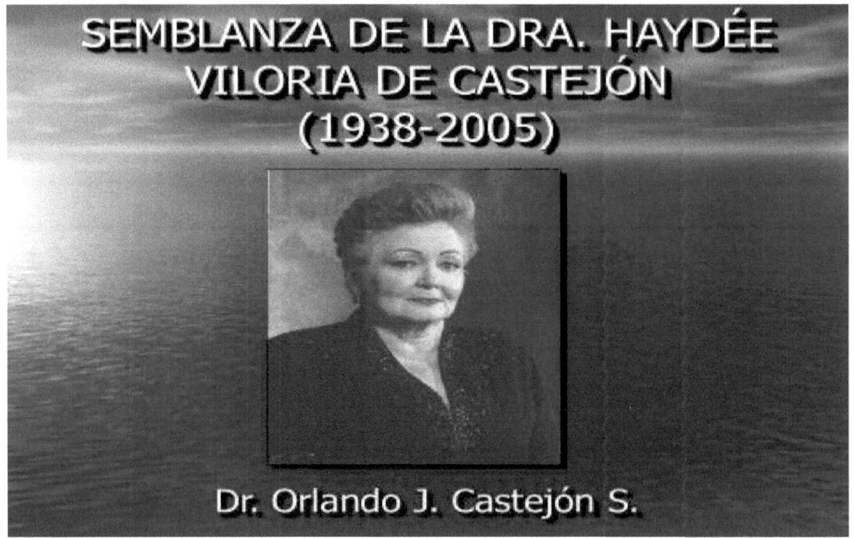

Orlando J. Castejón, Director del Instituto de Neurociencias Clínicas, Hogar Clínica San Rafael de Maracaibo. Fundación Castejón. Instituto de Investigaciones Biológicas Drs Orlando J, Castejón y Haydee Viloria de Castejón. Facultad de Medicina, Universidad del Zulia. ocastejo81@gmail.com

La Dra. Haydée Viloria de Castejón nació en Maracaibo, Venezuela, el 2 de Febrero de 1938, siendo sus padres el Sr. Luis Enrique Viloria, y la Sra. Julia Ocando de Viloria. Desde muy niña recibió educación primaria y secundaria en el Colegio del Pilar, donde obtiene su Certificado de Sexto Grado y su título de Bachiller en Ciencias Biológicas (1945-1956)

Su paso por el Colegio del Pilar, Colegio Católico por excelencia, le impregna de un fuerte espíritu religioso que lo expresará en forma cotidiana en el medio familiar, en su entorno social y en su futura actividad científica por el resto de su vida.

Ingresa a la Escuela de Medicina de LUZ en 1956, Durante su primer año de medicina conoce al Bachiller Orlando Castejón Sandoval, para aquel entonces Preparador de la Cátedra de Anatomía Humana, bajo la dirección del Dr. Julio Cesar García. De aquel encuentro en los pasillos de la Escuela de Medicina surgió la amistad y el amor que los uniría por medio siglo en el amor y en la ciencia.

En 1957, es designada Preparadora de la Catedra de Histología y Embriología, cuando cursaba el Segundo Año de Medicina, recibiendo entrenamiento práctico, e impartiendo docencia, bajo la dirección de los Profesores Romer Irragorry, Romer Homez y Franz Wenger

En 1958 integra el Grupo de Estudiantes que bajo la dirección del Dr. Américo Negrette fundan el Centro de Investigaciones Clínicas en la Escuela de Medicina, siendo su Director el Dr. Vinicio Arrieta. Forman parte de aquel grupo de estudiantes, entre otros: Elena y Slavia Ryder, Herman Serrano, Orlando Castejón y Dora Freites.

El 18 de Agosto de 1960, siendo Estudiante del Quinto Año de Medicina, contrae matrimonio con el Br. Orlando Castejón Sandoval, Estudiante del Sexto Año de Medicina

El 27 de Julio de 1962 recibe su título de Médico Cirujano de manos del Dr. Antonio Borjas Romero, el Rector Eterno de LUZ
En 1962 ingresa como Estudiante Graduado de Instituto Venezolano de Investigaciones Científicas (IVIC), trabajando bajo la dirección del Dr. Luis Carbonell, Jefe del Departamento de Histoquímica y Patología Experimental, y actual Presidente de la Academia de Medicina de Venezuela.

En 1964 realiza sus estudios de postgrado en la Universidad de California, Los Ángeles (UCLA), en el Departamento de Zoología, bajo la dirección del Profesor Fritiof Sjöstrand, y en el Instituto de Investigaciones Cerebrales, de la misma Universidad, bajo la dirección del Dr. Jan Brown. En 1965, se incorpora como Miembro Fundadora del Centro de Investigaciones Clínicas de la Facultad de Medicina de LUZ, hoy Instituto de Investigaciones Clínicas, bajo la dirección del Dr. Americo Negrette. Allí funda la Sección de Histoquímica y Citoquímica, e inicia sus estudios sobre la histoquímica al microscopio óptico y electrónico de los proteoglicanos en el sistema nervioso central de los vertebrados.

Durante los años 1965 a 1972 trabaja con su esposo el Dr. Orlando Castejón en la identificación al microscopio electrónico de los proteoglicanos en células nerviosas de ratones. Se destacan en esta época sus publicaciones en Acta Histochemica (Alemania). Histochemie (Francia), Journal of Histochemistry and Cytochemistry (USA), y Revista de Microscopía Electrónica (Venezuela).

En 1971 funda junto con su Esposo la Unidad de Investigaciones Biológicas de la Facultad de Medicina, hoy Instituto de Investigaciones Biológicas, para promover el desarrollo de la investigación biomédica en las ciencias médicas básicas. En esta Institución continúa sus investigaciones, y diseña el Método GABOUL para la caracterización de proteoglicanos en células nerviosas. Estos hallazgos, realizados en el período 1972-1990, le permiten profundizar en el estudio de estas macromoléculas en todas las especies de los vertebrados, incluyendo el hombre. Se dedica luego a explorar la presencia de estos compuestos durante el desarrollo embriológico, con la colaboración de la Dras. María Elena Viloria, Clarisa Faría, María Elena González, así como con numerosos estudiantes y profesores de la Facultad de Medicina, Ciencias y Humanidades. La Dra. Castejón, se perfiló así como una de las pioneras en su campo de investigación a nivel internacional, ampliamente reconocida por su trabajo sistemático, honesto, fuertemente crítico y riguroso. Se caracterizó por el uso racional del método científico y de sus aplicaciones, siguiendo en forma intuitiva los postulados de la filosofía de la ciencia. Admiraba a Don Santiago Ramón y Cajal, el ilustre neurohistólogo español, fundador de las neurociencias, y Premio Nóbel de Medicina, a Madame Curie, de quien siempre conservó una bella foto en su Laboratorio, a Claude Bernard, el fundador de la Medicina Experimental en Francia. Nacida en Maracaibo su espíritu era esencialmente europeo.

Más de un centenar de publicaciones, a menudo en colaboración con su esposo el Dr. Orlando Castejón, le permitieron continuar sus publicaciones originales en Acta Histochemica, (Alemania) Journal of Histochemistry and Cytochemistry (USA), Histochemie (Francia), Cell and Molecular Biology

(Paris), Journal Submicroscopic Cytology and Pathology (Italia), Revista de Microscopía Electronica (Venezuela), Biocell (Argentina), Journal of Neuroscience Research (USA, International Journal of Developmental Neuroscience (England), Neuroscience Letters (USA), Scanning Microscopy (USA), Scanning (USA) Histology and Histopathology (España), Revista Española de Neurología (Madrid), Trabajos del Instituto Cajal (Madrid), and and Brain Injury (USA).

A partir de la década de los noventa, inicia la aplicación de sus investigaciones fundamentales al estudio de la desnutrición infantil, al descubrir que los niños desnutridos no tenían los niveles de proteínas para conjugar con los proteoglicanos. Así, funda con un grupo interdisciplinario de más de veinte profesionales, formado por investigadores, pediatras, nutricionistas y sicólogos, el Servicio de Nutrición del Hospital Chiquinquirá de Maracaibo, donde realiza investigación clínica en los niños desnutridos hospitalizados, y en consulta. Posteriormente organiza además el Laboratorio de Desnutrición Infantil en el Hospital de Especialidades Pediátricas de Maracaibo, donde trabaja con sus más recientes discípulos, los Drs. Pablo Ortega y Jorimar Leal. Ambas instituciones adscritas al Instituto de Investigaciones Biológicas. De este nuevo programa de investigación se originan notables publicaciones, altamente apreciadas por la Organización Mundial de la Salud en Ginebra, y publicadas en revistas, tales como Nutritional Neuroscience (USA), Anales Venezolanos de Nutrición y Archivos Latinoamericanos de Nutrición e Investigación Clínica (Venezuela).

Durante su carrera académica recibió numerosas distinciones y premios, entre los cuales cabe mencionar: Orden al Mérito Universitario Dr. Jesús Enrique Losada, Orden Andrés Bello, Distinción a la Mujer Creativa del Zulia, Premio Dr Francisco Solano Nava, Premio Honor al Mérito Científico de Fundacite Zulia, Profesor Meritorio del CONABA, e Investigador Nivel III de la Fundación Programa de Promoción del Investigador del Ministerio de Ciencia y Tecnología de Venezuela.

Por decisión del Consejo de la Faculta de Medicina y del Consejo Universitario de LUZ su nombre junto con el de su esposo fueron designados para honrar el nombre del Instituto de Investigaciones Biológicas de la Facultad de Medicina de LUZ. Al momento de su muerte, la Dra Castejón estaba siendo nominada al Premio Loreal de la Mujer en Ciencias de la UNESCO en Paris.

Participó activamente en la fundación y el desarrollo de las Sociedades Científicas en Venezuela y Latinoamérica: Asociación Venezolana para el Avance de la Ciencia. Capítulo Zuliano (1967), Sociedades Venezolana y Latinoamericana de Microscopía Electrónica (1972), Sociedad Venezolana de Histoquímica y Citoquímica (1982), Federación Iberoamericana de Histoquímica y Citoquímica (1989-1992), Sociedad Venezolana de Neurociencias, así como también tuvo participación activa en la Comisión Organizadora de los Congresos de estas Sociedades, en las cuales figuró como Presidente. Participó además en el desarrollo y fomento de las Comisiones técnicas de los organismos de política científica en Venezuela, tales como El Conicit (Caracas), (1973-1979)), Consejo de Desarrollo Científico y Humanístico de LUZ (1988-1990), Fundacite Zulia, Consejo de la Facultad y Consejo Técnico de Postgrado de la Facultad de Medicina de LUZ (1984-1992).

Ejerció una amplia actividad docente en el área de postgrado y de investigación actuando como tutora en más de 27 tesis de grado y de postgrado. Fundó una verdadera escuela de investigación a través de la formación de un grupo de más de cuarenta investigadores y profesionales asociados para las Universidades Venezolanas. Con su muerte la comunidad científica venezolana e internacional pierde a uno de sus líderes más notables y uno de sus valores humanos más destacados. La Dra Haydée Viloria de Castejón constituye un ejemplo para la juventud estudiosa latinoamericana, una mujer de ciencia universal y una figura espiritual y religiosa excepcional.

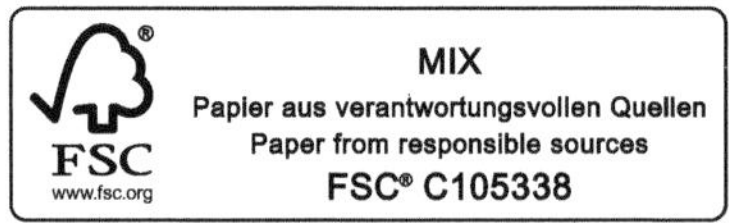

Printed by Books on Demand GmbH, Norderstedt / Germany